低糖低油好健康！

宝宝专属的轻口味
饮食宜忌

咪孕育团队
—— 编著 ——

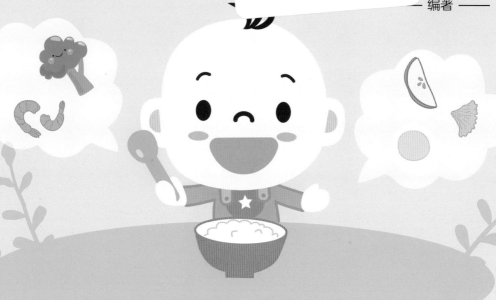

江西科学技术出版社

图书在版编目（ＣＩＰ）数据

低糖低油好健康！宝宝专属的轻口味饮食宜忌 /
乐妈咪孕育团队编著. -- 南昌 : 江西科学技术出版社, 2017.10
ISBN 978-7-5390-5549-7

Ⅰ.①低… Ⅱ.①乐… Ⅲ.①婴幼儿－饮食－禁忌
Ⅳ.①R153.2

中国版本图书馆CIP数据核字(2017)第219479号

选题序号：ZK2017266
图书代码：D17049-101
责任编辑：张旭　肖子倩

低糖低油好健康！宝宝专属的轻口味饮食宜忌

DITANG DIYOU HAOJIANKANG! BAOBAO ZHUANSHU DE QINGKOUWEI YINSHI YIJI　　乐妈咪孕育团队　编著

摄影摄像	深圳市金版文化发展股份有限公司
选题策划	深圳市金版文化发展股份有限公司
封面设计	深圳市金版文化发展股份有限公司
出　　版	江西科学技术出版社
社　　址	南昌市蓼洲街2号附1号
	邮编：330009　电话：(0791) 86623491　86639342（传真）
发　　行	全国新华书店
印　　刷	深圳市雅佳图印刷有限公司
尺　　寸	173mm×243mm　1/16
字　　数	160 千字
印　　张	10
版　　次	2017年10月第1版　2017年10月第1次印刷
书　　号	ISBN 978-7-5390-5549-7
定　　价	29.80元

赣版权登字：-03-2017-299

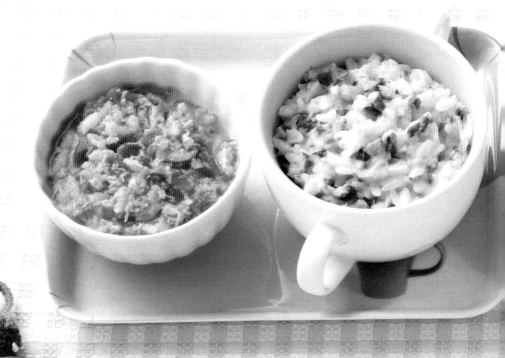

少油、少糖，多健康

　　宝宝在4个月之后，可以开始吃辅食了。有的宝宝很爱吃辅食，也有的宝宝吃辅食时总是只吃一点点，常常爱吃不吃的，于是很多家长就会觉得，是因为辅食清清淡淡的没有滋味，宝宝才不爱吃，便在辅食中添加一些调味料，想要让宝宝更喜欢吃辅食。这种做法是错误的，其实在宝宝9个月以前，辅食中都不需要添加其他的调味料，只要让宝宝吃到最天然的原味即可。宝宝之所以不喜欢吃辅食，原因很多，但绝对不能因此使用调味料来增加味道，这样很容易让宝宝以后养成吃重口味食物的习惯，反而会增加身体的负担，有害健康。低糖、低油、少盐的轻口味饮食，是辅食及幼儿餐的重点，更能养成孩子不挑食的健康好习惯！

目录 CONTENTS

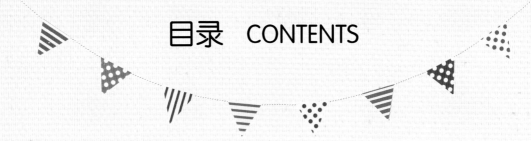

Chapter 1
亲手做宝宝辅食，美味又安心
烹调宝宝辅食的事前准备工作

Chapter 2
天然食材的甜味最健康
9 个月以前宝宝的纯天然饮食

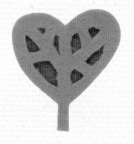

Chapter 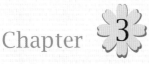 3

让宝宝爱上吃饭，
真的好简单
10 ~ 18 个月宝宝的
低油低糖饮食

Chapter 4

用轻口味饮食，
养出孩子的好胃口
18 ~ 24 个月幼儿的
低油低糖饮食

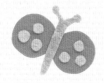

Chapter  5

家有小宝贝，
饮食、照护问与答
爸爸妈妈最想知道的宝宝饮食、
照护相关问题

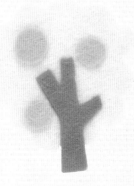

亲手做宝宝辅食，美味又安心

烹调宝宝辅食的事前准备工作

- 辅食准备期须知
- 让宝宝爱上辅食的秘诀
- 宝宝成长所需的20大营养素
- 制作辅食的注意事项
- 食材的挑选与保存
- 制作宝宝辅食常用的器具
- 宝宝辅食器具的清洁与消毒

宝宝吃辅食之前，需要准备些什么东西呢？

制作辅食常用的工具不能少，

也要知道适合宝宝吃的食材该如何处理、

食材要如何搭配，才能满足宝宝所需的营养，

让宝宝可以摄取均衡的营养，也是一门不小的学问。

看起来好像很麻烦，但只要抓住诀窍，

烹调辅食一点都不难！

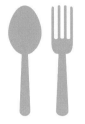

辅食
准备期须知

宝宝的肠胃还很稚嫩，消化能力也较差，所以在选择辅食上，除了食材的选择要严格把关，清洗与消毒的工作也很重要，还要兼顾口味与颜色，让宝宝爱吃。

添加辅食的重要性

当宝宝逐渐成长，胃内分泌的消化酶也慢慢增加，消化能力逐渐提高，到4～6个月的时候，已经能够消化一些淀粉类的半流质食物。而此时，母乳中的营养成分，如维生素、微量元素等，已经不能满足生长发育的需要，光吃母乳就会导致营养不良，虽然看起来体重仍然在增加，但维生素和铁质等将会越来越不足，容易出现贫血、抵抗力下降等症状。不添加辅食，孩子就长得不结实，肌肉显得很松弛，而且双眼无神，情绪变坏。因此，添加辅食有重要意义。

出生约 4 个月后
开始喂食辅食

开始喂辅食的时间，一般出生4个月后，体重超过6千克或增长到出生的2倍时开始，较为妥当。因为宝宝的免疫力差，所以不能过早喂食辅食，否则会出现过敏现象。相反地，太晚也不行，那样他们会无法适应乳制品之外的食物，并且只熟悉于吸吮食物，进而拒绝用汤匙进食。

了解天然食物的
味道与吃法

辅食不仅能让宝宝摄取营养，更重要的是让宝宝适应食物，纠正不良的饮食习惯和熟悉饮食文化。除了母乳和配方奶，也要让宝宝摄取谷类、蔬菜、水果、肉等多样化的色、香、味，并且熟悉食物本身的味道，更要促进味觉、嗅觉、触觉功能的完善，这样才能让宝宝自然地适应多样化食物，不会养成偏食习惯。

辅食材料要用
不油腻的食物

刚开始宝宝从没接触过配方奶以外的食物，所以喂食都要很慎重。脂肪太多的食物，不要给宝宝吃，因为太油腻的鱼或肉，会让宝宝难以消化。煮熟后也一样硬的食物，更不应作为辅食的材料。最重要的是，选择营养丰富的食品，以及适宜于月龄的食品，最好是当季的食材。

用汤匙慢慢地喂

辅食能提供宝宝丰富的营养，更能让宝宝适应乳制品以外的食物。但如果总是想着喂最好的食物给宝宝吃，这样只会带来负担。所以先喂一些不容易出现过敏或容易消化的食物，让宝宝先适应。

制作能展现材料特性的辅食过程中，因为宝宝已经习惯吸吮母乳或奶嘴，所以要先带他练习用汤匙吃饭，纠正不良的饮食习惯，等习惯使用汤匙吃饭之后，就可以进入下一阶段的辅食。

观察有无过敏反应

喂宝宝辅食时，宝宝可能会出现红斑或疹子等现象，这可能是他对食物过敏，所以一段时间内不要再喂辅食。但也不能一点都不喂，那样会造成营养不良。想让宝宝均衡地吸收，可以先试一试少量喂食，等到对食物没有过敏现象时再继续喂，仍要少量多餐。

此外，如果爸爸妈妈有过敏体质，宝宝也很容易有遗传性的过敏体质，一些会造成爸爸妈妈过敏的食物，要晚一点才能让宝宝尝试。

鱼肉泥

材料 鲜鱼1尾（请选择时令鲜鱼）

做法
1 将鱼洗净，放入滚水中氽烫，剥去鱼皮。
2 另起一锅滚水，放入鱼肉，用大火熬煮10分钟至鱼肉软烂，取出后剔除鱼刺。
3 将鱼肉捣碎成泥状即可。

妈妈不可用舌头试温度

有的妈妈在给宝宝喂食时，担心孩子被烫到，所以就用舌头舔一舔亲自试温，这样做会导致细菌传播，造成健康的危害，千万不可这样做。

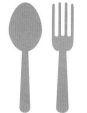

让宝宝爱上辅食的秘诀

要让宝宝习惯吃辅食，进而爱上吃辅食，才能够顺利地断奶。这里告诉妈妈们可以让宝宝喜欢吃辅食的小小秘诀，辅食吃得好，宝宝才能健康成长。

让宝宝爱上辅食的秘诀

1.示范如何咀嚼食物

初次喂婴幼儿食物时，有些婴幼儿因为不习惯咀嚼，会用舌头往外推，妈妈在这个时候，可以示范如何咀嚼食物，并吞下去。耐心并放慢速度，多试几次，让他观察，并鼓励他模仿学习。

2.不要喂太多或太快

喂食的速度不要太快，喂食量也不宜过多。喂完食物后，休息一下，不宜进行剧烈的运动。

3.品尝各种新口味

成人经常吃同一种食物都会觉得没有食欲，如果婴幼儿常吃同一种食物，也会倒胃口，富有变化的饮食才能刺激食欲。

在原本喜欢的食物中，加入新材料，分量和种类由少到多，找出更多他喜欢吃的食物。不喜欢某种食物，可减少供应量和次数，并在制作方式上多换花样，让幼儿逐渐接受，养成不挑食的好习惯。另外，还可以在丰富食材的基础上，注意食物的颜色搭配，以引起对食物的兴趣。

4.鼓励主动探索

出生6个月之后，探索的欲望会加强，并逐渐有了自己的独立性，想动手拿东西吃。此时，妈妈要鼓励婴幼儿自己拿汤匙吃东西，给他自主学习的机会。

5.保持愉快的用餐情绪

保持愉快的情绪进餐可以增加食欲，还可以增强对事物的兴趣，因此，不要强迫进食。经常强迫婴幼儿吃东西，不仅会影响其肠胃消化系统，还会让他认为吃饭是件讨厌的事情，对进食产生排斥心理。

6.隔一段时间再尝试

如果婴幼儿出现对某一种食物感到讨厌、坚决不吃的情况，妈妈可以暂时停止喂食这一食物。如果只是暂时性地不喜欢，可以尝试隔一段时间再让他吃。强迫进食，有可能会让他对这种食物产生永久性的厌恶感，以后就更不容易喜欢吃了。

7.学会食物替代法

如果对某种食材存在很强烈的排斥感，妈妈可以多些耐心找出与其营养成分相似，而且他喜欢的食物替代。只要营养均衡，身体健康有活力，生长发育正常，即便有时候吃少点也没有关系，顺其自然就好。

喂食辅食的诀窍

① 妈妈要坐得舒服，宝宝的食物放在顺手可以拿到的地方。给宝宝戴上围兜后，让他坐在宝宝用餐椅上，这时候妈妈的脸上要带着微笑，传递给宝宝愉快的用餐氛围。就算宝宝吃辅食吃得不好，也不可以动怒，要鼓励宝宝。

② 把汤匙送到宝宝的上下唇之间，让他主动吮啜食物。刚开始他可能对新食物感到新鲜，你要耐心和他说话，鼓励他。

③ 刚开始喂半固体的食物时，很多宝宝都会把食物吐出来或出现哽咽现象，主要是因为他们还没习惯吞咽这类食物，妈妈不用害怕，耐心地喂食宝宝，多喂几次，宝宝就能容易吞下食物了。

④ 喂宝宝吃辅食最多不要超过 20 分钟，否则宝宝会因为吃不好辅食、肚子太饿而失去耐性，以后看到辅食会不自觉地排斥。20 分钟过后，可以喂宝宝喝奶，如果宝宝不想喝就别让他喝。妈妈要记录宝宝吃了多少的量，每次都要做好记录，才能知道宝宝吃辅食的进度。

红椒苹果泥

材料 红椒 10 克，苹果 20 克

做法
1 红椒洗净、去籽，切小块，加入少量水，放入搅拌机内搅打成泥。
2 苹果洗净、去皮，磨泥。
3 煮熟红椒泥，加入苹果泥搅拌即可。

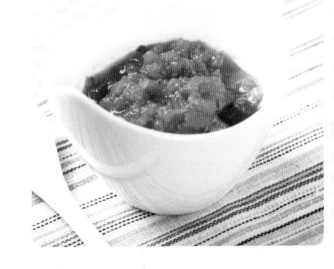

准备一套可爱的儿童餐具

　　用大碗、杯子盛满食物，会产生压迫感，进而影响食欲。尖锐的叉子及易破的餐具也不宜使用，以免发生意外。儿童餐具有鲜艳的颜色、可爱的图案，使用这样的餐具可以吸引宝宝的注意力，增强食欲。

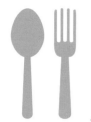

宝宝成长所需的 20 大营养素

宝宝成长的每一步都离不开营养，爸爸妈妈要放弃吃得越多越好的错误观点，只有顾好以下这 20 大营养素，才能真正照顾好宝宝的身体，均衡摄取营养。

糖类

1.认识糖类

糖类是人类从食物中汲取能量的主要来源。食物中的糖类分成两类：人体可以吸收利用的糖类，如单糖、双糖、多糖；人体不能消化的无效糖类。糖类是一切生物体维持生命活动所需能量的主要来源，不仅是营养物质，而且有些还具有特殊的生理活性，例如肝脏中的肝素有抗凝血的作用。

2.糖类的作用

糖类能提供身体正常运作的大部分能量，达到保持体温、促进新陈代谢、驱动身体运动、维持大脑及神经系统正常功能的作用。特别是大脑的功能，完全靠血液中的糖类氧化后产生的能量来支持。糖类中还含有一种不被消化的纤维，有吸水和吸脂的作用，有助大便畅通。

3.糖类的食物来源

糖类的主要食物来源有谷类、水果、蔬菜等。谷类有水稻、小麦、玉米、大麦、燕麦、高粱等；水果有甘蔗、甜瓜、西瓜、香蕉、葡萄等；蔬菜有胡萝卜、红薯等。

4.糖类的建议摄取量

婴幼儿需要的糖类相比成年人多。1岁以内的婴幼儿，每日每千克体重需要12克糖类；2岁以上的婴幼儿，每日每千克体重需要10克糖类。每克糖能提供热量16.8焦，每日糖类提供的热量占总热量的35%～65%。

蛋白质

1.认识蛋白质

蛋白质是人体营养的重要成分之一，约占人体重的18%。食物蛋白质中，各种必需氨基酸的比例越接近人体蛋白质的组成成分，越易被人体消化吸收，其营养价值就越高。一般来说，动物性蛋白质在各种必需氨基酸组成的相互比例上接近人体蛋白质，属于优质蛋白质。

2.蛋白质的作用

蛋白质是生命的物质基础，是人体细胞的重要组成部分，也是人体组织更新和修补的主要材料。人体的每个组织都是由蛋白质组成，如毛发、皮肤、肌肉、骨骼、内脏、大脑等。充足的蛋白质是脑组织生长发育、骨骼生长等新组织形成的必需材料。

3.蛋白质的食物来源

蛋白质的主要来源是肉、蛋、奶和豆类食品。含蛋白质多的食物包括：畜肉类，如牛肉、羊肉、猪肉等；禽肉类，如鸡肉、鸭肉、鹅肉等；海鲜类，如鱼、虾、蟹等；蛋类，如鸡蛋、鸭蛋、鹅蛋等；奶类，如牛奶、羊奶等；豆类，如黄豆、黑豆等。此外，芝麻、瓜子、核桃、杏仁、松子等干果类食物的蛋白质含量也很高。

虽然蛋白质的食物来源很多，但给宝宝吃的食材最好是含优质蛋白质的食物，像鸡蛋、奶制品、黄豆制品等。

4.蛋白质的建议摄取量

婴幼儿所摄取的蛋白质大多数用于生长发育，尤其是在生长和发育最快的头一年，对蛋白质的需求比一生中的其他时间要多得多，大概是成人的3倍。一般来说，新生足月的婴幼儿，每天每千克体重，大约需要2克蛋白质（按照3千克的体重计算，每天需要630毫升的母乳或450毫升的婴儿奶粉）。

早产儿对蛋白质的需求会更多一些，通常每日每千克体重需要3~4克的蛋白质，当体重达到与足月婴幼儿一样大时（2.5千克以上），对蛋白质的需求就与足月新生儿一样了。1岁以内的婴幼儿身体发育所需的蛋白质，主要来自于母乳或婴儿奶粉，平均每天700~800毫升的母乳或婴儿奶粉，基本就能满足其生长发育所需。

脂肪

1.认识脂肪

脂肪主要供给人体能量，是人类膳食中不可缺少的营养素。脂肪酸分为饱和脂肪酸和不饱和脂肪酸两大类。亚麻油酸、次亚麻油酸、花生四烯酸等，均属在人体内不能合成的不饱和脂肪酸，只能由食物供给，又称作必需脂肪酸。

2.脂肪的作用

脂肪具有为人体储存并供给能量、保持体温恒定、缓冲外界压力、保护内脏等作用，并可促进脂溶性维生素的吸收，是身体活动所需能量的最主要来源。

3.脂肪的食物来源

富含脂肪的食物有花生、芝麻、开心果、核桃、松子等干果，及蛋黄、动物类皮肉、花生油、大豆油等。油炸食品、面食、点心、蛋糕等也含有较高脂肪。

4.脂肪的建议摄取量

不同年龄段婴幼儿的生长发育速度相对不同，以能量计算，脂肪摄取量也不同。0~6个月的婴儿，推荐摄取量为总能量的45%~50%。6个月的婴儿按每日摄取母乳800毫升计算，可获得脂肪27.7克，占总能量的47%。6个月~2岁的婴幼儿，每日推荐脂肪摄取量为总能量的35%~40%。2岁以后，脂肪摄取量为总能量的30%~35%。

膳食纤维

1.认识膳食纤维

膳食纤维是一般不易被消化的食物营养素，主要来自于植物的细胞壁，包含纤维素、半纤维素、树脂、果胶及木质素，等等。

2.膳食纤维的作用

膳食纤维有增加肠道蠕动、减少有害物质对肠道壁的侵害、促进大便的通畅、减少便秘，以及其他肠道疾病的发生、增强食欲的作用，能帮助建立正常排便规律，保持健康的肠胃功能，对预防成年后的许多慢性病也有好处。

3.膳食纤维的食物来源

膳食纤维的食物来源有糙米、胚芽、白米，以及玉米、小米、大麦等杂粮。此外，水果类、根菜类和海藻类中食物纤维较多，如柑橘、苹果、香蕉、大白菜、菠菜、芹菜、胡萝卜、四季豆、豌豆、薯类和裙带菜等。

4.膳食纤维的建议摄取量

不同年龄段的婴幼儿，所需的膳食纤维量就不同。4~8个月的婴幼儿，每天所需的膳食纤维量约为0.5克；1岁左右的婴幼儿，每天所需的膳食纤维量约为1克；2岁以上的婴幼儿，每天所需的膳食纤维量为3~5克。

维生素 A

1.认识维生素A

维生素A的化学名为视黄醇，是最早被发现的维生素，也是脂溶性维生素，主要存在于海产鱼类的肝脏中。维生素A有两种，一种是维生素A，是最初的维生素A形态，只存在于动物性食物中；另一种是β-胡萝卜素，在体内可转变为维生素A的预成物质，可从植物性及动物性食物中摄取到。

2.维生素A的作用

维生素A具有维持人的正常视力、维持上皮组织健全的功能，可帮助皮肤、骨骼、牙齿、毛发健康生长，还能促进生殖功能的良好发展。

3.维生素A的食物来源

富含维生素A的食物有鱼肝油、牛奶、胡萝卜、杏、西蓝花、木瓜、蜂蜜、香蕉、禽蛋、大白菜、西红柿、茄子、南瓜、韭菜、绿豆、菠菜、洋葱等。

4.维生素A的建议摄取量

0~1岁的婴幼儿，每天维生素A的推荐摄取量约为400毫克。母乳中含有较丰富的维生素A，用母乳喂养的婴儿一般不需要额外补充。牛奶中维生素A的含量仅为母乳的一半，喝牛奶的宝宝每天需要额外补充150~200毫克。1~3岁的婴幼儿，每日维生素A的适宜摄取量为500毫克。

维生素 B$_1$

1.认识维生素B$_1$

维生素B$_1$又称硫胺素或抗神经炎素，也被称为精神性的维生素，因为维生素B$_1$对神经组织和精神状态有良好的影响。维生素B$_1$还可促进胃肠蠕动，帮助消化，特别是糖类的消化，增强食欲。

2.维生素B$_1$的作用

维生素B$_1$是人体内物质与能量代谢的关键物质，具有调节神经系统生理活动的作用，可以维持食欲和胃肠道的正常蠕动，促进消化，还能增强记忆力。

3.维生素B$_1$的食物来源

富含维生素B$_1$的食物有谷类、豆类、干果类、硬壳果类，其中尤以谷类的表皮部分含量较高，所以谷类加工时，碾磨精度不宜过细。蛋类及绿叶蔬菜中，维生素B$_1$的含量也较高。

4.维生素B$_1$的建议摄取量

每100毫升母乳中，维生素B$_1$的平均含量约为0.02毫克。0~6个月的婴幼儿，维生素B$_1$每日适宜摄取量约为0.2毫克；6个月~1岁的婴幼儿，维生素B$_1$每日摄取量约为0.3毫克；1~3岁的婴幼儿，维生素B$_1$每日摄取量约为0.6毫克。

维生素 B$_2$

1.认识维生素B$_2$

维生素B$_2$又叫核黄素，由异咯嗪与核糖组成，纯维生素B$_2$为黄棕色针状晶体，味苦，是一种促长因子。维生素B$_2$是水溶性维生素，容易被人体消化和吸收，被排出的量随体内的需要以及可能随蛋白质的流失程度而有所增减。如果维生素B$_2$摄取不足，蛋白质、脂肪、糖类等所有能量代谢都无法顺利进行。维生素B$_2$不会蓄积在体内，所以时常要以食物或营养品来补充。

2.维生素B$_2$的作用

维生素B$_2$参与体内生物氧化与能量代谢，在糖类、蛋白质、核酸和脂肪的代谢中有重要的作用，可提高人体对蛋白质的利用率，促进发育和细胞的再生，维护皮肤和细胞膜的完整性，帮助消除口腔内部、唇、舌的炎症，促进视觉发育，缓解眼睛的疲劳。

3.维生素B$_2$的食物来源

维生素B$_2$的食物来源有奶类、蛋类、鱼肉、肉类、谷类、新鲜蔬菜与水果等。

4.维生素B$_2$的建议摄取量

0~6个月，每日适宜的摄取量为0.4毫克；6个月~1岁，每日适宜的摄取量为0.5毫克；1~3岁，每日适宜的摄取量为0.6毫克。

维生素 B$_6$

1.认识维生素B$_6$

维生素B$_6$是一种水溶性维生素，遇光或碱易被破坏，不耐高温。维生素B$_6$是数种物质的集合，是制造抗体和红细胞的必要物质，摄取高蛋白食物时要增加它的摄取量。肠内的细菌具有合成维生素B$_6$的能力，所以多吃蔬菜是必要的。另外，在消化维生素B$_{12}$、制造盐酸和镁时，维生素B$_6$是必不可少的。

2.维生素B$_6$的作用

维生素B$_6$不仅有助体内蛋白质、脂肪和糖类的代谢，还能帮助转换氨基酸，形成新的红细胞、抗体和神经传递质，维持体内硫和钾的平衡，调节体液，并维持神经和肌肉、骨骼系统正常功能。

3.维生素B$_6$的食物来源

维生素B$_6$的食物来源很广泛，动植物中均含有，如绿叶蔬菜、黄豆、包菜、糙米、蛋、燕麦、花生、核桃等。

4.维生素B$_6$的建议摄取量

婴幼儿每天需要1～2毫克维生素B$_6$，通过母乳或辅食即可满足其需求，不需要像大人一样再额外补充锭剂。

维生素 B$_{12}$

1.认识维生素B$_{12}$

维生素B$_{12}$又叫钴维生素，是人体造血材料之一，由微生物合成，当其进入消化道后，在胃内通过蛋白水解酶作用而游离出来，游离的维生素B$_{12}$与胃底壁细胞所分泌的内因子结合后进入肠道，在钙离子的保护下，在回肠中被吸收进入血液循环，运送到肝脏储存或被利用。

2.维生素B$_{12}$的作用

维生素B$_{12}$作为人体重要的造血材料之一，能促进生长发育，预防贫血和维护神经系统健康，还能增强食欲、集中注意力、提高记忆力和平衡性。

3.维生素B$_{12}$的食物来源

维生素B$_{12}$含量丰富的食物有动物的内脏，如牛羊的肝、肾、心，以及牡蛎等；维生素B$_{12}$含量中等丰富的食物有奶及乳制品，部分海产品，如蟹类、沙丁鱼、鳟鱼等；维生素B$_{12}$含量较少的食物有海产品中的龙虾、旗鱼、比目鱼、扇贝，以及发酵食物等。

4.维生素B$_{12}$的建议摄取量

0～1岁的幼儿，每日的维生素B$_{12}$摄取量为0.5毫克；1～2岁的幼儿，每日的维生素B$_{12}$摄取量为1.5毫克；2岁以上的幼儿，每日的维生素B$_{12}$摄取量为2毫克。

维生素 C

1.认识维生素C

维生素C又叫抗坏血酸，是一种水溶性维生素，普遍存在于蔬菜水果中，但容易因外在环境的改变而遭到破坏，很容易流失。

2.维生素C的作用

维生素C可以促进伤口愈合、增强人体抗病能力，对维护牙齿、骨骼、血管、肌肉的正常功能有重要作用。同时，维生素C还可以促进铁的吸收、改善贫血、提高免疫力、对抗过敏等。

3.维生素C的食物来源

维生素C主要来源于新鲜蔬菜和水果，水果中以柑橘、草莓、猕猴桃、枣等含量居高；蔬菜中以西红柿、豆芽、白菜、青椒等含量较高。其他蔬菜也含有较丰富的维生素C，蔬菜中的叶部比茎部含量高，新叶比老叶含量高，有光合作用的叶部含量最高。

4.维生素C的建议摄取量

0～1岁婴幼儿，每日摄取量为40～50毫克；1～3岁婴幼儿，每日摄取量为60毫克；4～7岁婴幼儿，每日摄取量为70毫克。母乳中含有丰富的维生素C，每100毫升母乳中，大约含有6毫克的维生素C，可以满足婴幼儿身体发育的需要。添加辅食后，对维生素C的需求可以通过食物获得满足。

维生素 D

1.认识维生素D

维生素D是一种脂溶性维生素，是婴幼儿不可缺少的一种重要维生素。它被称作阳光维生素，皮肤只要适度接受太阳光照射，便不会缺乏维生素D。维生素D也被称为抗佝偻病维生素，是骨骼正常生长的必要营养素，其中最重要的有维生素D2和维生素D3。维生素D2的前体是麦角醇，维生素D3的前体是脱氢胆固醇，这两种前体在人体组织内无效，当受到阳光的紫外线照射以后，才会转变为维生素D。

2.维生素D的作用

维生素D是钙磷代谢的重要调节因子之一，可以提高人体对钙、磷的吸收，促进骨骼生长和钙化，健全牙齿，并可防止氨基酸通过时肾脏流失。

3.维生素D的食物来源

维生素D的来源并不是很多，鱼肝油、沙丁鱼、小鱼干、动物肝脏、蛋类，以及添加了维生素D的乳制品等，都含有较丰富的维生素D。其中，鱼肝油是最丰富的来源。另外，通过晒太阳也能获得人体所需的维生素D。

4.维生素D的建议摄取量

建议摄取量为每日10毫克，最高摄取量为每日20毫克。

维生素 E

1.认识维生素E

维生素E又叫做生育酚，属于酚类化合物。

2.维生素E的作用

维生素E是一种很强的抗氧化剂，具有改善血液循环、修复组织、保护视力、提高人体免疫力等功效。

3.维生素E的食物来源

含有丰富的维生素E的食物有核桃、糙米、芝麻、蛋、牛奶、花生、黄豆、玉米、鸡肉、南瓜、西蓝花、杏仁、蜂蜜，以及坚果类食物、植物油等。

4.维生素E的建议摄取量

0～1岁的婴幼儿，每日维生素E摄取量为14毫克；1～3岁婴幼儿每日维生素E摄取量为4毫克。

维生素 K

1.认识维生素K

维生素K是脂溶性维生素，是促进血液正常凝固及骨骼生长的重要维生素。

2.维生素K的作用

新生儿极易缺乏维生素K。均衡的饮食可以帮助摄取维生素K，从而预防幼儿慢性肠炎等疾病。

3.维生素K的食物来源

鱼肝油、蛋黄、乳酪、海藻、菠菜、芥蓝菜、西蓝花、豌豆、黄豆油等，均是维生素K的来源。

4.维生素K的建议摄取量

建议0～1岁婴幼儿，每日维生素K摄取量为10～20毫克；1～11岁儿童，每日维生素K摄取量为11～60毫克。

碘

1.认识碘

碘是人体必需的微量元素，具有促进分解代谢、能量转换、增加氧耗量、加强产热的作用，还能参与并调节体温，使人体保持正常新陈代谢的生命活动。

2.碘的作用

碘的摄取是否充足，对婴幼儿身高、体重、肌肉、骨骼的增长，以及智力水准的发育都会有重要影响。

3.碘的食物来源

海洋生物含碘量很高，主要食物有海带、淡菜、鱼类、干贝、海蜇等。

4.碘的建议摄取量

0～3岁的婴幼儿，每日碘的需求量为40～70毫克；3岁以上的婴幼儿，每日碘的需求量为90～120毫克。

钙

1.认识钙

钙是人体的生命元素，在骨骼发育、大脑发育、牙齿发育等方面发挥着重要的作用。血液、组织液等其他组织中也含有钙，虽然占人体含钙量不到1%，但对于骨骼的代谢以及生命个体的维持，有着重要作用。

2.钙的作用

钙是构成人体骨骼和牙齿硬组织的主要元素，除了可以强化牙齿及骨骼外，还可维持肌肉神经的正常兴奋、调节细胞及毛细血管的通透性、强化神经系统的传导功能等。

3.钙的食物来源

钙的来源很丰富，乳类与乳制品：牛奶、羊奶、奶粉、乳酪、优酪乳；豆类与豆制品：黄豆、青豆、皇帝豆、蚕豆、豆腐、豆干、豆皮等；海产品：海带、细软的鱼肉等；肉类与蛋：羊肉、猪肉、鸡肉、鸡蛋、鸭蛋、鹌鹑蛋等；蔬菜类：芹菜、上海青、胡萝卜等；水果与干果类：柠檬、枇杷、苹果、黑枣、杏仁等。

4.钙的建议摄取量

0～6个月的婴幼儿，每日钙的摄取量为300毫克；6个月～1岁的婴幼儿，每日钙的摄取量为400毫克；1～3岁的婴幼儿，每日钙的摄取量为600毫克。

铁

1.认识铁

铁元素是构成人体不可或缺的元素之一，在人体内含量很少，主要和血液有关系，负责氧的运输和储存。人体中2/3的铁元素在血红蛋白中，是构成血红蛋白和肌红蛋白的元素。

2.铁的作用

铁元素在人体中，具有造血功能，参与血蛋白、细胞色素及各种酶的合成，促进生长；铁还在血液中，产生运输氧和营养物质的作用；脸上泛出红润之美，离不开铁元素。人体缺铁会发生小细胞性贫血、免疫功能下降和新陈代谢失调。

3.铁的食物来源

食物中含铁丰富的有动物肝脏、动物肾脏、猪瘦肉、蛋黄、鸡肉、鱼、虾和豆类等；绿叶蔬菜中含铁较多的有菠菜、芹菜、上海青、苋菜、黄花菜、西红柿等；水果中以杏、桃、红枣、樱桃等含铁较多；干果中以葡萄干、核桃等含铁较多。

4.铁的建议摄取量

0～6个月的婴幼儿，每日铁的摄取量为0.3毫克；6个月～1岁的婴幼儿，每日铁的摄取量为10毫克；1～4岁的婴幼儿，每日铁的摄取量为10毫克；4～11岁的儿童，每日铁的摄取量为12毫克。

锌

1.认识锌

锌是人体必需的微量元素，被科学家称为"生命之素"，对人体的许多正常生理功能的完成有重要的作用。锌是一些酶的组成要素，参与人体多种酶活动，还参与核酸和蛋白质的合成，能促进细胞的分裂和生长，对生长发育、免疫功能、视觉及性发育有重要的作用。

2.锌的作用

锌在核酸、蛋白质的生物合成中有重要作用，还参与糖类和维生素A的代谢过程，能维持胰腺、性腺、脑下垂体、消化系统和皮肤的正常功能。

3.锌的食物来源

一般蔬菜、水果、粮食均含有锌，含锌较多的有牡蛎、瘦肉、西蓝花、蛋、谷类、核桃、花生、南瓜子、干贝、板栗、松子、腰果、杏仁、黄豆、银耳、小米、白萝卜、海带、白菜等。

4.锌的建议摄取量

建议0～10岁儿童，每日摄取10毫克的锌。母乳中的锌吸收率高，可达62%，比牛奶中的锌更易被吸收利用，因此母乳是预防缺锌的好途径。适量摄取含锌丰富的食物，也能预防缺锌。

硒

1.认识硒

硒是维持人体正常生理功能的重要微量元素，是谷胱甘肽过氧化物酶的重要成分，能滋润皮肤、调节免疫、抗氧化、排除体内重金属、预防基因突变，被科学界和医学界称为"细胞保护神"、"天然解毒剂"、"抗癌之王"。

2.硒的作用

硒能清除体内自由基、排除体内毒素、抗氧化、抑制过氧化脂质的产生、防止血凝块、清除胆固醇、增强人体免疫功能。同时，还有促进糖类代谢、降血糖、提高视力、防止白内障、预防心脑血管疾病、护肝、防癌等作用。

3.硒的食物来源

硒主要来源有猪肉、鲜贝、海参、鱿鱼、龙虾、动物内脏、大蒜、蘑菇、黄花菜、洋葱、西蓝花、甘蓝、芝麻、白菜、南瓜、白萝卜、酵母等。

4.硒的建议摄取量

人体对硒的需求量很少，一般情况下，婴幼儿对硒的日摄取量在180～350毫克，过多或缺少都会影响身体健康。如果已经开始添加辅食，也可以通过食用含硒丰富的食物来补充所需。

钾

1.认识钾

钾是人体内不可缺少的元素，是人体重要的电解质，其主要功能是维持酸碱平衡，参与能量代谢，维持神经肌肉的正常运动。人体钾缺乏会造成全身无力、易疲乏，还可能会引起烦躁、心跳不规律、心电图异常、肌肉衰弱。

2.钾的作用

钾可以调节细胞内的渗透压和体液的酸碱平衡，还参与细胞内糖和蛋白质的代谢，有助维持神经健康、心跳规律正常，可以协助肌肉正常收缩。

3.钾的食物来源

含钾丰富的水果有猕猴桃、香蕉、草莓、柑橘、葡萄、柚子、西瓜等，菠菜、山药、青豆、苋菜、黄豆、绿豆、海带、黄鱼、鸡肉、牛奶、玉米等也含有一定量的钾。各种果汁，特别是橙子汁，也含有丰富的钾，而且能补充水分和能量。

4.钾的建议摄取量

0~6个月的婴幼儿，每日钾的摄取量为350~925毫克；6个月~1岁的婴幼儿，每日钾的摄取量为425~1275毫克；1~3岁的婴幼儿，每日钾的摄取量为550~1650毫克；4~7岁的婴幼儿，每日钾的摄取量为775~2325毫克。

铜

1.认识铜

铜是人体健康必需的微量元素之一，对血液、中枢神经和免疫系统，头发、皮肤和骨骼组织，以及大脑和肝脏、心脏等内脏的发育有重要的作用。在血液中，铜对铁的利用还有重要的作用，可以促进铁吸收。

2.铜的作用

铜为体内多种重要酶的成分，能够促进铁的吸收和利用，预防贫血，还能维持中枢神经系统的功能，促进大脑发育。对血液、头发、皮肤和骨骼组织，以及肝、心等内脏的发育和功能也有重要作用。

3.铜的食物来源

食物中铜的丰富来源有蘑菇、虾米、红茶、花茶、板栗、葵花子、芝麻酱、南瓜子、绿茶、核桃等。良好来源有蟹肉、蚕豆、青豆、黑芝麻、豆制品、松子、龙虾、绿豆、花生、黄豆、土豆、莲子、蚕豆、香菇、坚果和小麦胚芽等。

4.铜的建议摄取量

母乳基本能满足婴幼儿对铜的需求。开始添加辅食后，可多食用一些含铜丰富的食物，从食物中获取营养素。为满足成长需要，婴幼儿每日应摄取约2毫克的铜。

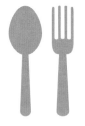

制作辅食的注意事项

宝宝终于可以慢慢吃辅食了，首先，要了解宝宝辅食摄取的热量与营养，烹调方面也是重要关键之一，这样才能养出头脑壮壮的健康宝宝。

辅食食材搭配注意事项

1.天然新鲜

吃的水果、蔬菜要天然新鲜，一定要煮熟，避免发生感染。密切注意食用后，是否会引起过敏反应。

2.清洁卫生

在制作辅食时要注意双手、器具的卫生。蔬菜水果要彻底洗净，以免有残存的农药。尤其是制作果汁时，如果使用有果皮的水果，要先将果皮洗净，避免果皮上的不洁物污染果肉。

3.营养均衡

选用各种不同的食物，从不同的食物中摄取各种营养素。同时食物多变，还可以避免吃腻。

必要的热量与营养

初期阶段适应辅食比靠辅食摄取营养更为重要，所以通过辅食吸收营养的作用意义不大。配方奶的热量和营养以在市场上卖的普通配方奶为准。

辅食烹调重点

1.浓度适合该月龄的宝宝

浓稠度要合适，刚好能用汤匙盛装，煮热后再喂食。温度要适宜，可以先熬煮好再加热。用煤气灶加热辅食时应注意火候，一定要边煮边搅拌。

2.一定要清洗与消毒

宝宝的免疫力不好，所以要注意卫生。另外，准备辅食的烹饪器具，使用前先用热水消毒。要给宝宝吃的食材，在烹调之前也一定要清洗干净，每种食材的清洗方法不同，要仔细洗净。

3.食材一定要煮熟

宝宝的肠胃功能还不成熟，不像大人一样可以吃生食或是不熟的食物，因此在烹调辅食时，一定要特别注意，所有食材都要煮熟才行。

4.白米是温和的食材

刚开始制作辅食，可以先从温和的米粥开始，渐渐放入一些蔬菜或水果。初期应该从米粥开始，帮助宝宝熟悉使用汤匙吃饭。

不同食材的烹调方式

1.谷类

把泡过的白米磨碎，白米与水以1：10的比例熬烂。初期阶段把煮沸的米粥盛在碗里喂食。

2.蔬菜

食材煮好后，用筛子过滤一次，孩子才会吃。蔬菜要挑选新鲜的，不要使用过夜蔬菜，因为放在冰箱里维生素的含量会减少。

3.水果

去籽和皮后磨成泥状，再盛在碗里喂食。因为又酸又甜，所以初期把水和果汁稀释成1：1的比例，煮过后再喂。果汁喝太多，可能会拉稀便，少喝为宜，水果也可煮熟后喂。若对橙子过敏，到中期后再开始喂较好，同时要注意草莓、猕猴桃也可能会出现过敏反应。

4.牛肉、鸡肉、鱼、豆腐、芝士、蛋黄

初期喂给宝宝吃的话还太早，中期开始即可。要烹调得细、烂、软。

蔬菜红薯泥

材料 绿色蔬菜30克，红薯10克

做法
1 青菜洗净，切小片，放入搅拌机中，搅打成泥。
2 红薯洗净、去皮，放入锅里，蒸熟后趁热捣碎。
3 将红薯、菜泥、适量水放入锅中，煮滚即可。

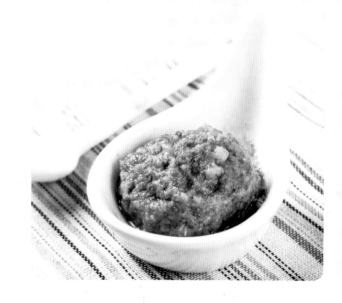

先蒸过再烹调更轻松

一些比较不易煮软的根茎类食材，像是土豆、红薯、胡萝卜、玉米等，可以先放进电锅中蒸至熟软之后，再进行烹调。

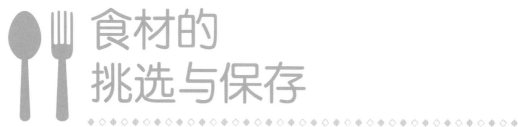

食材的挑选与保存

在挑选制作宝宝辅食的食材时，一定要特别注意新鲜的程度，而且购买回来之后的保存方式与清洗方式，也都影响着食材的新鲜度及农药残留的程度。

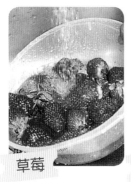

草莓

买来的草莓烹饪之前装在篮子中，用水清洗一下，特别是蒂的部分要清洗多次。

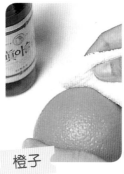

橙子

用手触摸一下，看看是否有东西黏到手上，如果有，用清水清洗干净后再剥皮。

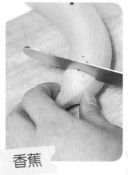

香蕉

香蕉的根一般会用防腐剂泡过。购买后要切除根部1厘米左右，才能安心食用。

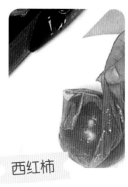

西红柿

皮面残留的农药用水清洗即可，但皮和果肉之间可能有农药渗入，去皮后最好再用温水清洗。

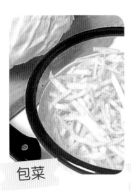

包菜

去掉接触农药的外层叶子，切成丝，泡在冷水中3分钟左右，再用清水清洗一下。

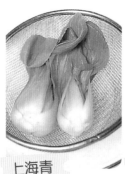

上海青

叶子前端的农药用水清洗是无法洗干净的。烹饪前焯烫一下，可以除去全部的农药。

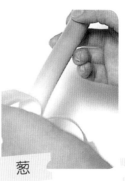

葱

叶子只用流水清洗即可去除农药，但根的部分残留大量的农药，可以去除外层的两层皮。

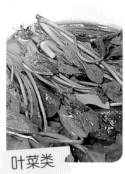

叶菜类

叶菜类用水洗净，泡在盐水中，可以将残留农药完全溶出，即可安心食用。

白米

土豆

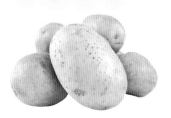

食材的 营养
糖类、维生素 B₁、丰富的矿物质、蛋白质

糖类是提供大脑能量的必需物质。糖类在体内分解成葡萄糖后运送到身体各处，变成能量之源，尤其大脑使用其中20% 的葡萄糖。

食材的 营养
蛋白质、维生素 B₁、维生素 C、矿物质

土豆营养丰富，其中的维生素 C 可保持血管弹性，钾则可以跟体内多余的钠结合，可以降低血压。

挑选的 秘诀
在购买米的时候不买千克数太多的米

买米前请先注意保存期限的日期，非真空包装的稻米保存期限为 3 个月，而真空包装的米则为 6 个月。在 15 ~ 30 天之内食用完毕，能吃到最营养的米。

挑选的 秘诀
外表肥大而呈均匀圆形的土豆为佳

表皮以深黄色为佳，皮面干燥、光滑不厚、芽眼较深，并且没有机械损伤、病虫害、冻伤、发芽以及枯干现象的，才是较好的土豆。

保存的 方法
打开米袋之后要将白米放入保鲜盒当中

将白米放在冰箱冷藏起来，因为冰箱的温度与湿度较低，米比较不容易腐坏或产生米虫，况且米也容易发霉，而产生黄曲毒素，要特别小心存放。

保存的 方法
没有要立即使用不要先行清洗

将苹果与土豆一起放置阴凉处，苹果产生的乙烯气体会抑制土豆芽眼处的细胞生长，不需要密封，可保存 5 ~ 7 天时间。

胡萝卜

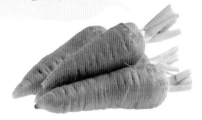

食材的 营养
β-胡萝卜素、糖类、蛋白质、矿物质

胡萝卜富含β-胡萝卜素，可在体内转化为维生素A，若是经常食用，可发挥保护皮肤和细胞黏膜、提高身体抵抗力的作用。

挑选的 秘诀
胡萝卜以内芯剖面细、深橘色、须根少为佳

若是买到已切除叶子的胡萝卜，需挑选剖面细的内芯，口感较好。胡萝卜呈现橘色是受到β-胡萝卜素的影响，越是深橘色，甜度越高。

保存的 方法
买到带叶的胡萝卜要把叶子立即切下

胡萝卜切开后，切口容易蒸发水分，若是直接置放在冰箱，往往由于缺水而变干、弯曲，因此必须以保鲜膜包好存放在冰箱冷藏，最多不可超过3天。

玉米

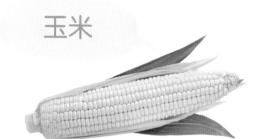

食材的 营养
膳食纤维、叶黄素、β-胡萝卜素

玉米含有丰富的膳食纤维、β-胡萝卜素、叶黄素、蛋白质、糖类、镁、铁、磷等营养素，其中β-胡萝卜素及叶黄素能预防白内障。

挑选的 秘诀
颜色翠绿者为佳，代表玉米较新鲜

外叶枯黄则表示玉米过熟，颗粒无水分，鲜度尽失。选购时还需避开有水伤及凹米状况的玉米，若嗅起来有酸味，便代表玉米受到水伤。

保存的 方法
玉米选购回家后最好当天食用完

剥去玉米叶及玉米须，不用经过清洗，直接放在塑胶袋中再进冰箱冷藏，这样可减缓水分流失的速度，但保存时间仍以一周为限。

西蓝花

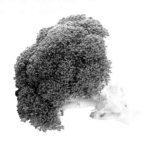

食材的营养

维生素 C、含水量高达 90% 以上

热量低、营养高，能促进肝脏解毒、增强体质以及抗病能力；促进宝宝生长发育、维持牙齿以及骨骼正常发展、保护视力并能提高记忆力。

挑选的秘诀

花球表面紧密、摸起来硬度适中

若是花球松散，代表西蓝花已经过于成熟。从外观来看，好的西蓝花，花梗呈现淡青色、鲜脆细瘦且脆嫩，整体外形看起来新鲜且干净。

保存的方法

在常温下放置时间过长就会不新鲜

西蓝花最好在购买后尽快使用。如果不马上使用，就要在购买后立即放入保鲜袋，封上袋口，放入冰箱冷藏保存。

花菜

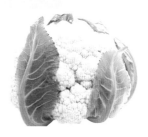

食材的营养

丰富维生素、矿物质、膳食纤维

花菜不仅含有丰富的营养素，还含有丰富的膳食纤维，对肠道蠕动、消化都有很好的促进作用，是非常适合食用的蔬菜之一。

挑选的秘诀

花梗呈现淡青色、鲜脆细瘦且脆嫩

好的花菜花球表面紧密，手感有弹性，不会太软，摸起来硬度适中，若是花球松散，则代表花菜已经过于成熟。

保存的方法

天热易坏，需要冷藏保存

在购买后立即放入保鲜袋，封上袋口，放入冰箱冷藏保存。如果将花菜煮熟后在冷冻室保存，冷冻时间不宜过长，最好在 5 ~ 7 天内使用完毕。

大白菜

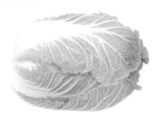

食材的 营养
维生素 C、钾、镁、膳食纤维

维生素 C 不仅可以预防感冒，还可以消除疲劳；镁则有助于钙的吸收，能够促进心脏和血管的健康；膳食纤维可促进肠胃蠕动，帮助消化。

挑选的 秘诀
球体紧密结实、叶面完整且底部坚硬

大白菜种类繁多，常见的包含用于火锅及腌制料理的山东白菜、当做开阳白菜用途的天津白菜，以及白菜卤、清炒常见的包心白菜。

保存的 方法
将外表腐坏、变黄的烂叶从根部切除

在冬日寒冷时，可将白菜放至阴凉通风处，室温保存；其他时候，则可以将外表处理干净的白菜放进塑胶袋，去除空气后绑紧，再放入冰箱保存。

小白菜

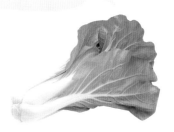

食材的 营养
维生素 A、维生素 C、膳食纤维及水分

是热量低又具有大量纤维素的蔬菜，不仅促进肠壁的蠕动，也帮助肠胃消化，可防止硬便产生并具有利尿功能，还能预防口唇干裂及口腔炎、皮肤病。

挑选的 秘诀
外表生意盎然而直挺、叶片完整有光泽

叶片变软发蔫，就代表小白菜失去了鲜度；若是菜色黯淡、无光泽，甚至夹有枯黄菜叶及腐烂叶、虫斑遍布，则为品质低劣的小白菜，应该避免购买。

保存的 方法
农药残留量较高，要彻底清洗干净

小白菜应选择叶片完整、无枯黄且颜色青翠的为佳，抖掉多余的尘土，不要清洗，用报纸包覆后直立放进冰箱，烹饪前再取出清洗，可保存 3 ~ 5 天。

包菜

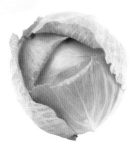

食材的 营养

B 族维生素、钙、膳食纤维、微量元素

含有丰富的人体必需微量元素，其中钙、铁、磷的含量在各类蔬菜中名列前五，又以钙的含量最为丰富，对人体非常有益。

挑选的 秘诀

切成两半的包菜要挑选切面卷叶明显的

选购冬季包菜时，要选择拿起来沉甸甸且外包叶湿润有水分的；选购春季包菜时，要挑选菜球圆滚滚且有光泽的。

保存的 方法

外包叶可以保护内叶，因此不要摘掉

将包菜用保鲜膜或报纸包好后放入塑胶袋中，在冰箱冷藏或放入储藏室保存。

菠菜

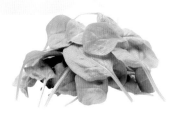

食材的 营养

β - 胡萝卜素、矿物质、膳食纤维

菠菜拥有丰富的营养成分，对人体十分有益。菠菜富含膳食纤维，可以帮助肠胃蠕动；所含叶酸具有改善贫血的效果。

挑选的 秘诀

冬季岁末的时令蔬菜，秋、冬季节营养价值最高

根部干净呈红色，没有枯叶且叶端展开的才是新鲜的菠菜；其菜叶越鲜嫩，入口的涩味就越淡。宝宝断乳食使用的菠菜，建议以嫩叶为主。

保存的 方法

煮熟的菠菜可冷冻保存以减少营养成分的流失

可用湿报纸包好后冷藏保存菠菜，保存时要将根部往下竖立。长期存放会使菠菜中的维生素C流失，导致菠菜营养价值降低，因此建议购买后尽快食用。

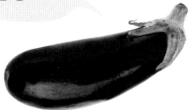

茄子

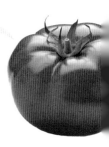

西红柿

食材的 营养	含水量极高，富含膳食纤维及花青素

紫色外皮含有多酚类化合物以及花青素。花青素拥有超强的抗氧化能力，能稳定细胞膜构造，来保护动、静脉内皮细胞免受自由基破坏。

挑选的 秘诀	外皮以亮紫色为首选，白色果肉饱满

挑选茄子时，果形必须完整有光泽且没有损伤，白色果肉饱满、有弹性，而且蒂头包荚没有分叉，这样的茄子不仅较新鲜，口感也较嫩。

保存的 方法	不要刷掉表皮覆盖的一层蜡质

茄子表皮覆盖着一层蜡质，具备保护茄子的作用。若没有要立即食用，不要用水刷洗，放置在阴凉通风处，不要遭受碰撞，可保存2～3天。

食材的 营养	果糖、葡萄糖、柠檬酸、苹果酸、茄红素

茄红素是西红柿呈现红色的主要原因，同时也是重要的抗氧化物，能够消除体内的自由基，预防细胞受损，保护心血管系统。

挑选的 秘诀	果形丰圆、果色绿、果顶已变红者为佳

越红则代表茄红素含量越多。利用手指感受西红柿的果实硬度，好的西红柿果实饱满，果肉结实无空心，色泽均匀无裂痕或病斑，熟度适中且硬度高。

保存的 方法	放入冰箱冷藏，但不可切开存放

购买回家后可直接放入冰箱冷藏，不过为避免西红柿挤压造成腐烂，放置时请不要将西红柿紧靠在一块。

猕猴桃

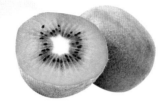

食材的 营养 消化蛋白酶、氨基酸、维生素 C

消化蛋白酶能够帮助人体消化肉类、乳制品、豆类及谷类之中的蛋白质。猕猴桃比橙子含有更多维生素 C，是维生素 C 的最佳来源之一。

挑选的 秘诀 果实饱满、果形越大越好

触感不软不硬为优；表皮绒毛整齐排列，散发自然光泽无斑点，且完整无伤；蒂头呈现鲜嫩颜色，成熟时蒂头会软化，但若果身已变软，则代表过熟。

保存的 方法 成熟的猕猴桃最好单独存放冰箱中

成熟的猕猴桃放在冰箱冷藏保存，以不超过一周为限。尚未成熟的猕猴桃放置在阴凉通风处保存即可。

葡萄

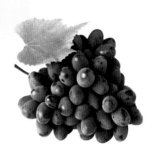

食材的 营养 维生素 A、前花青素、氨基酸

葡萄籽含有的前花青素，是葡萄特有的营养物质。前花青素具有高度抗氧化作用，可以与自由基对抗，对人体非常有益。

挑选的 秘诀 挑选整串饱满、一粒粒长密的果串

葡萄闻起来有馥郁果香的是首选，冬日购买葡萄时，更要挑选新鲜的，不能只看果粒，还必须观察果梗，质地硬挺、颜色鲜绿都是新鲜的象征。

保存的 方法 购买箱装葡萄不要整箱放进冰箱

葡萄应该先去除裂果、坏果，再用密封袋装存，可放置 5 ~ 7 天。若是纯粹保存没有要立即食用，建议不要先清洗，以免缩短保存期限。

苹果

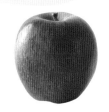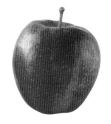

梨子

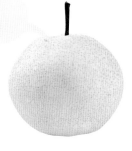

| 食材的 | 膳食纤维、 |
| 营养 | 维生素C、钾 |

膳食纤维可以促进肠胃蠕动，减少便秘发生的可能性，还能降低肝脏制造坏的胆固醇，减少血管疾病的发生，并富含钾，可使体内多余的钠顺利排出。

| 挑选的 | 外皮完整无伤痕、手 |
| 秘诀 | 感较沉的口感较脆甜 |

以手轻轻按压，容易按下的苹果通常较香甜；反之，苹果过于硬实，果肉容易酸涩、不够成熟。以重量来看，通常手感较轻的苹果吃起来绵密。

| 保存的 | 没有包装好便放进冰 |
| 方法 | 箱容易流失水分 |

苹果是在冷藏环境下容易流失水分的水果，可先用餐巾纸包覆后再放入密封袋，避免苹果变得干瘪、不新鲜。

| 食材的 | 糖类、蛋白质、 |
| 营养 | 丰富维生素、矿物质 |

以中医角度来看，梨子的每个部位都各有其用，果肉生津、清热；外皮润肺、降火；梨籽则具备丰富的木质素。

| 挑选的 | 可用手秤量， |
| 秘诀 | 较重者水分较多 |

甜度则可以由梨皮观察，若是外皮厚实，果肉通常粗糙、水分不足；梨皮薄细的，加上没有病虫害、疤痕或外伤，可说是品质极好的梨。

| 保存的 | 一个个分别包好后 |
| 方法 | 放入冰箱冷藏 |

梨子的保存方法，最好先用2～3层软纸分别包好，再将单个包好的梨子放入硬盒后放进冰箱冷藏，切记不要压迫到果肉，可保存5～7天。

木瓜

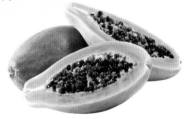

南瓜

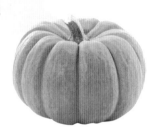

食材的 *营养*
β－胡萝卜素、维生素 A、木瓜酶

木瓜酶有助于蛋白质的吸收。木瓜属性微寒，体质及脾胃较虚弱的人切勿摄取过多，以免产生腹泻现象。

挑选的 *秘诀*
选择手感较轻、果皮颜色较亮的为佳

挑选木瓜时，尽量选择手感较轻的，果肉才会甘甜。而果皮颜色较亮，橙色均、少色斑，轻按表皮手感紧致不松垮方为上选。

保存的 *方法*
未成熟的木瓜用报纸包覆后再放在阴凉处

若是购买到尚未成熟的木瓜，可先用报纸包覆后放在阴凉处待熟。购买果色橙黄的成熟木瓜，切食后需尽早食用，不可在冰箱存放超过 2 天。

食材的 *营养*
维生素 A、B 族维生素、β－胡萝卜素

其颜色越黄，甜度越高，β－胡萝卜素含量也越丰富，所含的类胡萝卜素加入油脂烹煮，不仅不会被破坏，还有助人体的吸收。

挑选的 *秘诀*
外皮无损伤与虫害、均匀地覆有果粉

南瓜熟度越高，果肉越清甜；与一般蔬果选购时不同，不以绿色蒂头为优，枯黄干燥的蒂头代表存放时间较久，口感也更好。

保存的 *方法*
没有切开的完整南瓜可在室内阴凉处存放

整颗南瓜放在冰箱冷藏可以保存 1～2 个月。已经切开的南瓜，保存时要将瓤籽挖除，用保鲜膜包好，存放在冷藏室，最多可放置一周。

豆腐

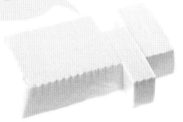

食材的 营养
蛋白质、大豆卵磷脂

对宝宝神经、血管以及大脑的生长发育非常加分，也能防止口腔溃疡，并能补充宝宝在身体虚弱或食欲不佳时的精力。

挑选的 秘诀
均匀的乳白色或淡黄色、稍有光泽

在常温下直接嗅闻豆腐的气味，正常的豆腐具有豆腐特有的香味；次等豆腐香气平淡；劣质豆腐有豆腥味、馊味等不良气味或其他异味。

保存的 方法
吃不完的豆腐放入凉盐水中浸泡

通常500克的豆腐需要加入50克的盐在水中，这样可使豆腐保持一周不变质。使用用盐水浸泡过的豆腐做菜时，可不放或少放盐。

鸡肉

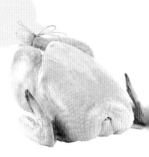

食材的 营养
脂肪含量少、优质蛋白质、B族维生素

以鸡胸肉的B族维生素含量最高，能恢复疲劳、保护皮肤；鸡腿肉则富含铁，可改善缺铁性贫血；鸡翅膀肉中则含有丰富的胶原蛋白，能强化血管。

挑选的 秘诀
肉质结实有弹性、粉嫩光泽

选购鸡肉时，以肉质结实有弹性、粉嫩光泽、毛孔突出、鸡冠淡红、鸡软骨白净者为宜。

保存的 方法
电宰肉类要放在冷藏室保存

传统市场购买回来的鲜肉才适合放入冷冻室，如果是在超市买的并且在一周之内就要食用完毕的电宰肉类，则应该保存在冷藏室当中。

鲷鱼

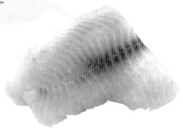

鳕鱼

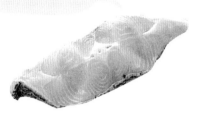

食材的 营养
低脂肪、高蛋白，
丰富的 DHA、烟碱酸

有助于维持神经系统和大脑的
功能正常，并有促进血液循环、
降低血压的功效。鲷鱼的氨基
酸均衡，消化吸收率高，因此
适合宝宝肠胃弱的时候食用。

食材的 营养
DHA、EPA，
高蛋白、低脂肪

DHA、EPA 具有扩张血管、防
止血液凝结等作用，对宝宝大
脑细胞、脑神经传导和生长发
育都有显著效果。

挑选的 秘诀
鱼片均匀呈现淡粉色
的是新鲜的

鱼片均匀呈现淡粉色的是新鲜
的，但如果色泽有的是淡粉
色，有的是淡咖啡色，则可能
品质不佳。也可以购买整条鲜
鱼，但食用起来较不方便。

挑选的 秘诀
空运的鱼
比海运的鱼品质好

挑鳕鱼要看外缘的皮色，皮越
白越甜；黑皮的鳕鱼比较有腥
味。如果是当天切片的鱼肉，
颜色应该呈淡淡红色，如果颜
色较暗或灰灰的，表示摆了好
几天了。

保存的 方法
分装之后
放进冰箱冷藏或冷冻

鱼肉只要分装在保鲜袋或保鲜
盒中，就可以放进冰箱冷藏或
冷冻，但不宜放太久，不新鲜
的鱼肉会影响宝宝的健康。

保存的 方法
不是当天吃的话，
买回家的鱼不用洗

如果不是当天吃，买回家的鱼
不用洗，直接连同塑胶袋用报
纸包 2～3 层，再放入冷冻
室，可放 2～3 周，但一周
内吃掉，味道最好。

制作宝宝辅食常用的器具

为了让宝宝吃最新鲜的食物，每次制作辅食的分量不会太多，若是用一般家中的烹饪用具，制作起辅食会有难度，因此事先添购专用器具并了解其使用方法，烹调时会更得心应手。此外，保存辅食的器具也相当重要。

制作辅食事前准备工具

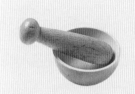

研磨钵

将食材切成小块，放进研磨钵中磨成泥状。

榨汁器

水果切开、去籽后，用榨汁器榨出果汁。

滤网

可将食物中太粗的颗粒或渣滓过滤掉。

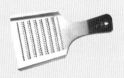

磨泥板

用来处理根茎类食材，十分方便。

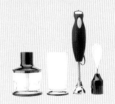

搅拌器

将食物搅打得更细致，适合用在初期辅食阶段。

量匙

一开始宝宝食量不大，可用来测量宝宝吃多少。

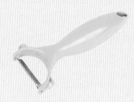

削皮器

要去皮的食材，可用其削去外皮。

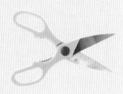

食物剪

可将宝宝要吃的食物，剪成适口大小。

宝宝辅食器具的清洁与消毒

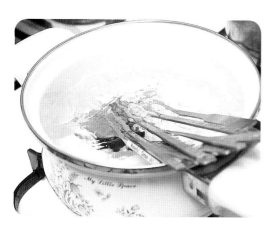

餐具的清洗方式

餐具可使用热水消毒法，将汤匙、叉子放在热水中煮4分钟左右，进行杀菌消毒。

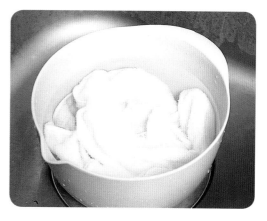

抹布的清洗方式

抹布至少一周消毒一次，放在热水中煮15分钟左右，捞出放凉后拧去水分，并放在阳光下晾干。

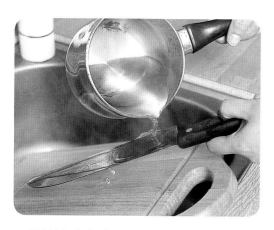

刀具的清洗方式

用热水冲洗，清洗时不仅是刀刃、刀把，刀把和刀片连接的地方也要用刷子勤刷洗。

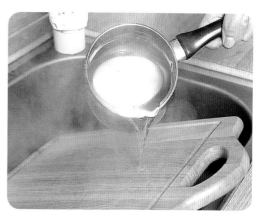

砧板的清洗方式

砧板使用后要马上清洗、晾干，一周至少要消毒2次，消毒可用热水冲洗砧板杀菌，然后晾干。

Chapter

2

天然食材的甜味
最健康

9 个月以前宝宝的纯天然饮食

- 带宝宝认识食材纯粹的味道
- 蔬菜水果的自然甜
- 肉类油脂鲜甜的美味
- 9个月以前宝宝不能吃的禁忌食物
- 美味秘诀：万用汤底的制作

宝宝4个月后，就能添加辅食，

一开始可以先从米汤让宝宝尝试，

接着再增加蔬菜泥、水果泥等食物，

但要特别注意9个月以前的宝宝辅食，

还不能添加任何的调味料，

否则很有可能对宝宝的肾脏造成过大的负担，

也会养成宝宝以后爱吃重口味食物的习惯。

带宝宝认识食材纯粹的味道

宝宝开始吃辅食之后，会尝试到许多跟配方奶或母乳不一样的味道，这些味道对宝宝来说是新奇有趣的，妈妈要带领宝宝认识更多食材的原味。

宝宝10个月后再添加调味料

1岁以下的宝宝饮食中，尽量不要添加太多盐或油，若是过了中期辅食的阶段，在制作蛋饼或是煎蛋、炖饭之类的料理时，可以抹少许的油在锅内，以防止粘锅。适量的优质油（比如橄榄油、核桃油或是葡萄籽油）可以帮助宝宝肠胃蠕动与脑部发育，但如果吃太过油腻的东西，容易造成肠胃不适，甚至呕吐、不容易吸收的反效果。

宝宝的味觉很敏感，有时只要非常微量的盐分，就能改变辅食的口味，让宝宝对辅食的接受意愿变高。美国卫生及公共服务部2010年公布的饮食指南，1～3岁每天钠的摄取量不应该超过1500毫克（也就是3.75克的盐），加拿大联邦卫生部则是建议1～3岁每天钠的摄取量应在1000～1500毫克范围内。

如果食材味道真的让宝宝很不感兴趣，10个月之后的宝宝辅食中，放少许盐调味一下，还能增进宝宝食欲喔！所用的盐可以采用岩盐或是海盐，使用盐在食材里头比较不容易让宝宝胀气、便秘，辅食也会变得更有风味、更好吃。

油脂是宝宝脑细胞成长重要的原料，但吃鱼、肉食要避免过分的油腻与脂肪，最好要去掉脂肪与皮的部分。但宝宝若是已经差不多要满1岁，如果蔬果量不足，1岁前又限制油脂的摄取，很容易造成便秘，所以适量的油脂和盐分是可以的。

经常说不要吃太咸的东西，指的是"零食类的产品"，特别像是饼干类，有时候为了延长保存期限，里头的钠含量其实是很高的。而我们在准备辅食的时候，那些米饼、面条、面包的钠含量，其实是可以摄取的。原则上1岁之前是不用特别刻意给水，因为摄取水分可以从母乳（或配方奶和辅食）来补充，让身体产生一个平衡的机制。请大家要特别注意，避免让宝宝吃过重口味的加工食品，尤其加工过的食品为了保存更久的时间，其中可能会添加不少食品添加剂、抗氧化剂，甚至过多的盐分，对宝宝成长发育会产生负面的影响。

另外，不要给1岁以下的宝宝食用蜂蜜，以免引起肉毒杆菌中毒（会影响脑部发育），1岁之前也不要给他们喝成人的鲜奶，2岁之前不要给宝宝脱脂或是低脂牛奶，以免缺乏必需脂肪酸的摄取，造成不必要的肾脏负荷。

带宝宝认识各种原味食材

对宝宝来说，辅食的味道是有别于母乳或配方奶的味道，也许大人吃起来会觉得清淡无味，但吃在宝宝嘴里，却是第一次尝试的新鲜味道。因此，9个月以前宝宝的辅食不需要再添加多余的调味料。吃辅食的初期和中期，先让宝宝尝过大部分食材的原味之后，到了后期的辅食（宝宝10个月之后），此时宝宝差不多已经吃腻了辅食，可以慢慢试着添加少许的盐和油来增加风味，糖分的添加则要更晚一些。

各种食材的搭配变化新滋味

一开始吃辅食，宝宝最容易接受的就是带有甜味的食材，像是各种水果、带有甜味的蔬菜等。刚开始吃辅食的时候，一次只能让宝宝尝试一种新的食材，吃辅食吃了一个多月后，宝宝吃过且不过敏的安全食材变多了，这时候就可以试着将两种不同的食材混合，变化出新的味道。像是红薯泥搭配包菜泥、土豆泥搭配苹果泥、香蕉泥搭配豆腐泥都是不错的组合。

香蕉豆腐米糊

材料 白米糊 60 克，香蕉 10 克，豆腐 10 克

做法
1 香蕉去皮后磨成泥；豆腐烫熟后捣碎。
2 锅中放入白米糊、适量水、香蕉泥和豆腐泥，用小火慢慢煮滚即可。

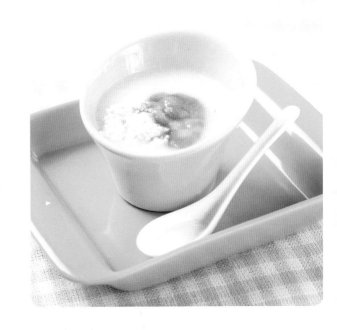

宝宝喜爱甜味食材

因为配方奶和母乳都是甜的，因此一开始让宝宝吃辅食时，宝宝会较喜爱甜味食材，像是香蕉、苹果、胡萝卜、包菜等。

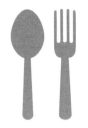

蔬菜与水果的自然甜

很多水果与蔬菜中都带有自然的甜味，因此宝宝的辅食中不需要再另外添加糖，只要善用这些甜味水果来搭配，就能制作出美味好吃的辅食。

蔬果的挑选

什么样的蔬果尽量不要挑选呢？像台湾地区经常有台风，那些抢收抢种的蔬果就是一大疑虑。另外则是在非当季时节购买的蔬菜，病虫可能会较多，生长不易，一定要使用农药、催熟剂等才能对付害虫，而当季蔬菜则不需要喷洒太多农药、化肥就能自动生长得很好。颜色、样式特别美的蔬果，业者可能会在上市前，避免其被害虫咬伤而失去卖相而使用较多的化学药剂，让蔬果长得又大又美观。最后则是像瓜类、豆荚类食材，因为这类作物在产季时，会不停地长出新的果实，所以很可能在每日反复喷药的同时，大的果实会影响到小的，这种"今天喷药，明天采收"的情况也可能会发生。

蔬果的保存

根茎类蔬菜可以用报纸包裹后放进冰箱冷藏。如果是苹果与土豆，可以将两样食材一起摆放，因为苹果会释放乙烯气，这种成分可以抑制根茎类食物产生发芽的情形。而叶菜类和水果则建议至少2～3天采购一次，以免冷藏太久而导致枯萎、失去养分。

清洗蔬果的重要性

新鲜蔬菜拥有丰富的营养素，也是经常拿来作为制作宝宝辅食的最佳食材之一，但如何正确清洗与保存很重要！有鉴于蔬菜残留农药、硝酸盐等问题，这些看不到却严重影响健康的问题，容易引发食道癌、胃肠癌以及肝脏负担过大导致肝癌等疾病。硝酸盐致癌的风险是需要长时间累积才可能发生的，最显著的例子就是宝宝在摄取大量的硝酸盐后引起"蓝婴症"，将会造成宝宝呼吸困难甚至窒息。

世界各国对于蔬菜硝酸盐的含量皆订出规范，例如德国规定，婴儿食用的菠菜中，硝酸盐的含量不得高于250毫克/千克，而农药、硝酸盐残留最为严重的蔬菜为豆科类，例如四季豆等，其次为叶菜类如小白菜等。

如果是购买有机认证无农药的蔬果，同样要仔细地清洗，毕竟蔬果在运送的过程中，上面有可能沾满了灰尘，或是有小虫附着在其中。此外，宝宝还不能生吃蔬菜，千万不要以为蔬菜是有机的，直接吃也没关系，就让宝宝生食，宝宝的肠胃不像大人那么强壮，很有可能会引发宝宝腹泻等不适症状。

蔬果的正确清洗方式

大型叶菜类如大白菜、包菜等，清洗方式可先除去外叶、切开后剥离；小型叶菜类如小白菜、上海青、油菜等，可先去除腐叶，接近根部的地方切除约1厘米长，将叶子一片片剥开后，泡在流动的水中清洗至少15分钟。

十字花科类如花菜等，可将食材切成食用或烹煮时的大小后，再进行浸泡或冲洗，同样是用流动的水清洗至少15分钟。

表面不平滑的蔬菜如苦瓜、小黄瓜等，则可以在浸洗时，用软毛刷轻轻刷洗；青椒则是要先去除蒂之后再清洗较为妥当。

小颗粒水果或是中型水果，如葡萄、草莓等，则是先用流动的水浸泡约10分钟，并利用软毛刷轻轻刷洗，浸泡时间无需过长，以免流失养分及风味。

错误的清洗方式则会让青菜越吃越影响健康，比如用洗米的水、盐水、蔬果清洁剂、延长浸泡时间或是蔬果清洗臭氧机等等。正确的清洗方式则是大量使用清水清洗，因为清水中含有余氯，可杀菌并且氧化残留农药。

蔬果的正确清洗方式

很多人以为冷冻的蔬菜一定不好、没有那么新鲜？实际上，无论是超市或是市场的蔬菜，在长途运输的过程中，已暴露在阳光下，这可能会使其营养素的价值变低，特别是维生素C和B族维生素。

蔬果通常从土壤中拔起来、或是从树上摘下来的那一刹那，其维生素或抗氧化物就会开始不断流失。另外，研究显示，青豆储存7天后，维生素C减少77%，冷冻青豆和新鲜青豆同时经过烹调后，冷冻青豆中所含的β-胡萝卜素更高。因此，利用"急速冷冻"的保存方式，才能把好的营养素锁在里头。

一般来说，在制作冷冻蔬菜的过程中，通常选用的都是那些正值成熟高峰期的种类；其次，成熟的蔬果也含有较多的营养成分。制作冷冻蔬菜的第一步骤就是立刻清洗、切块，再用"高压灭菌"（以热水或蒸气杀菌）的原理，消灭蔬果中的细菌，接着再利用"急速低温冷冻"的方式制成冷冻包装，过程中不需添加防腐剂，且能完整保存蔬菜的营养。在解冻冷冻蔬菜来制作辅食的时候，无需再将冷冻蔬菜用流水方式解冻，可以改由微波解冻或是蒸煮方式，其中的维生素营养就不会那么容易流失掉了。

同时也可以换个角度思考，当我们购买当季蔬菜时，选择的一定是新鲜和成熟的种类，但若购买的蔬菜并不是产于当季，或正在台风之际没有新鲜蔬菜时，那么或许可以利用冷冻蔬菜的品种，来作为浓度较高的营养价值食用选择。

若想要购买冷冻蔬菜来制作辅食，别忘了仔细看包装的标示，其中的营养成分、制作日期和保存期限都是重点，确保不含反式脂肪酸、防腐剂或过多的添加物。另外，有添加火腿的冷冻蔬菜，则不适合拿来制作宝宝辅食，且最好在购买一周内食用完毕。

香蕉

香蕉营养高、热量低，含有被称为"智慧之盐"的磷，又有丰富的蛋白质、糖类、钾、维生素A和维生素C，同时纤维质也多，堪称最好的营养食物，再加上香蕉口感绵软，很适合给幼儿食用。不过，因其性寒，不宜食用过量。

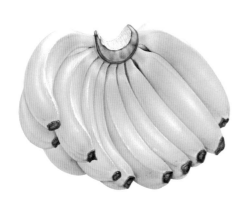

搭｜配｜宜｜忌

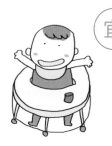

（宜）

香蕉+牛奶
可提高对维生素B12的吸收率

香蕉+芝麻
可补益心脾、养心安神

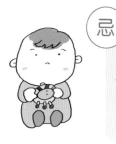

（忌）

香蕉+红薯
会引起身体不适

香蕉+西瓜
会引起腹泻

➕ 主要营养素

维生素A、维生素B2

香蕉中含有丰富的维生素A，能促进生长，增强人体对疾病的抵抗力，维持正常的视力所需。香蕉中还含有维生素B2，能促进成长和细胞再生。

❗ 食疗功效

香蕉具有润肠通便、润肺止咳、清热解毒、助消化和滋补的作用，常吃香蕉能达到安抚神经的效果，对大脑发育有益处。香蕉中的可溶性纤维质具有促进消化、调理肠胃的功效，能使粪便软滑松软，易于排出，对便秘的婴幼儿有益。

➡ 选购保存

果皮颜色黄黑泛红，稍带黑斑，表皮有皱纹的香蕉风味最佳。香蕉用手捏后，有软熟感的多半是甜的。香蕉买回来后，最好放在阴凉通风处，尽快吃完。

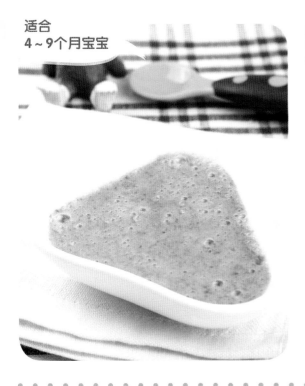

适合
4~9个月宝宝

菠菜香蕉泥

扫一扫!

材料

香蕉 30 克
菠菜 30 克

做法

1 香蕉去皮后用汤匙压成泥状,备用。
2 将菠菜洗净,烫熟后沥干水分,切段备用。
3 将香蕉泥和菠菜段放入搅拌机中,加适量冷开水后搅打均匀即可。

香蕉酸奶

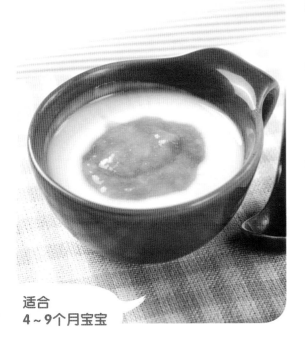

材料

香蕉 25 克
原味酸奶 20 克

做法

1 香蕉去皮后切小块,磨成泥。
2 在香蕉泥中加入适量冷开水、原味酸奶,充分搅拌均匀即可。

适合
4~9个月宝宝

宜吃的食材
苹果

苹果含有丰富的矿物质和多种维生素，婴儿常吃苹果，可预防佝偻病。除此之外，苹果还可维持消化系统健康，减轻腹泻现象。而稀释的苹果汁更易被吸收，榨汁服用能顺气消食。但是，1岁以下的的婴儿肠胃特别敏感，所以喂食量不宜过多，一天最好不要超过半奶瓶。同时需要注意的是，不可以用苹果汁代替水。

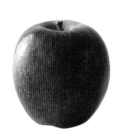
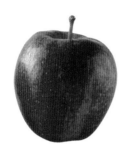

➕ 主要营养素

果胶、锌

苹果中富含的果胶，能在肠内吸附水分，使粪便变得柔软而容易排出。此外，苹果中含有大量的锌元素，是促进生长发育的关键元素，还可以增强记忆力。

❗ 食疗功效

苹果有润肠、安眠养神、益心气、消食化积等功效，同时能降低食欲，很适合食欲过盛、有营养过剩等症状的婴幼儿食用；苹果汁还能增强抵抗力、治疗腹泻、预防蛀牙。苹果含有大量纤维素，常吃可以预防便秘。

搭｜配｜宜｜忌

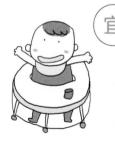

宜

苹果+芦荟
生津止渴、健脾益胃

苹果+枸杞
治疗幼儿下痢

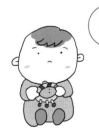

忌

苹果+海鲜
引起腹痛、呕吐

苹果+白萝卜
导致甲状腺肿大

➡ 选购保存

选购苹果时，以色泽浓艳、果皮外有一层薄霜的为好。苹果切开后与空气接触会因发生氧化作用而变成褐色，可在盐水里泡15分钟左右。这样可防止苹果氧化变色。苹果放在阴凉处可以保持7～10天，如果装入塑胶袋后放进冰箱，能保存更长的时间。

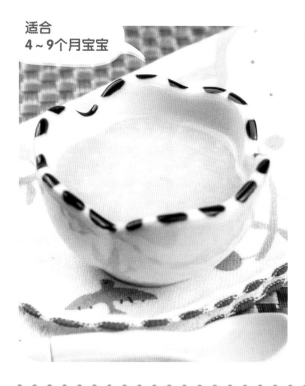

适合
4~9个月宝宝

花菜苹果稀粥

扫一扫！

材料

白米糊 60 克
花菜 10 克
苹果 15 克

做法

1 取花菜茎部的部分，洗净后去硬皮，烫软后磨成泥。

2 将苹果洗净，去皮和果核后，磨成泥备用。

3 将花菜泥放入白米糊中稍煮片刻，最后再放入苹果泥，拌匀即可。

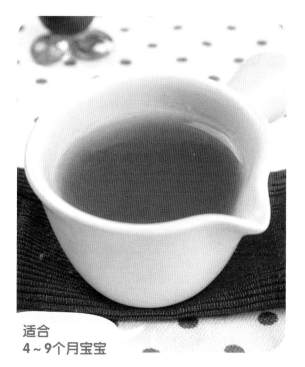

西红柿苹果汁

材料

西红柿 100 克
苹果 50 克

做法

1 将西红柿泡热水后捞出放凉，然后去皮、切碎，放入研磨钵。

2 将苹果洗净，去皮后切丁。

3 用研磨棒将西红柿和苹果磨成泥，放入纱布内过滤出汁即可。

适合
4~9个月宝宝

41

菠萝

菠萝可以增进食欲，改善炎夏食欲不振的困扰，还可以减轻腹泻及消化不良的症状。

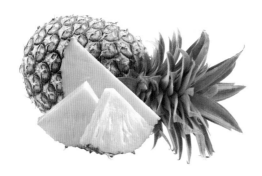

搭 | 配 | 宜 | 忌

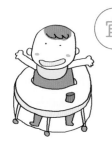

宜

菠萝+猪肉
可以软化肉质

菠萝+鸡肉
促进消化

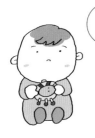

忌

菠萝+木耳
易消化不良

菠萝+香蕉
对肾脏患者有害

➕ 主要营养素

膳食纤维、维生素B₁

菠萝含有膳食纤维、有机酸、果糖、维生素B_1、维生素C、β-胡萝卜素、钾等营养素。菠萝中的维生素C的含量是苹果的5倍，又含有可以分解蛋白质的蛋白酶，能促进人体对蛋白质的吸收和消化。

🍽 食疗功效

菠萝中的维生素B_1可以消除疲劳，增进食欲；菠萝中内含的糖、酶与盐类有利尿的作用。菠萝还可改善腹泻、消化不良等症，也有助于解决夏暑食欲不振的困扰。

➡ 选购保存

挑选菠萝时，以果实饱满结实、具重量感，充满浓郁果香，表皮光滑无裂缝方为上选。菠萝若非马上食用，不要立即去皮，可在通风处存放2～3天，但因表皮容易藏纳果蝇卵，应慎选存放地点，避免滋生果蝇。

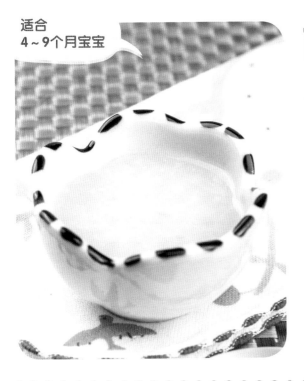

适合
4～9个月宝宝

包菜菠萝米糊

扫一扫!

材料

白米糊 60 克
菠萝果肉 15 克
包菜叶 10 克

做法

1 将菠萝果肉磨成泥。

2 包菜叶洗净，烫熟后磨成泥。

3 锅中放入白米糊、菠萝泥和包菜泥，用小火煮滚即可。

牛奶菠萝稀粥

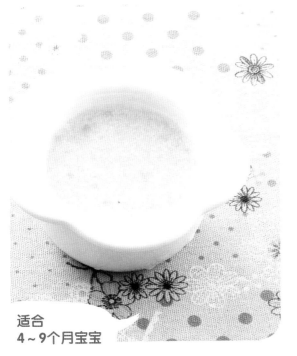

适合
4～9个月宝宝

材料

泡好的白米 10 克
菠萝丁 15 克
配方奶 70 毫升

做法

1 把泡好的白米磨碎，再加配方奶熬成奶粥。

2 将菠萝丁磨成泥。

3 在奶粥里放进菠萝泥，煮滚即可。

猕 猴 桃

猕猴桃性寒，易引起腹泻，不宜多食，脾胃虚寒者更应慎食。另外，部分婴幼儿会对猕猴桃产生过敏反应，父母第一次喂食时，应少喂食，注意观察宝宝食用后的反应。

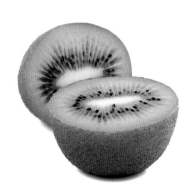

➕ 主要营养素

维生素C、膳食纤维

猕猴桃含有丰富的维生素C，可强化人体的免疫系统，促进伤口愈合和对铁的吸收。猕猴桃还含可溶性膳食纤维，不但能够促进消化吸收，还能清热降火、润燥通便。

❗ 食疗功效

猕猴桃富含维生素C，可养颜美容、助消化、抗衰老、增强免疫力。另外，猕猴桃含蛋白酶，可促进蛋白质的消化，防止胃胀，预防肉食或营养过剩引起的疾病。猕猴桃富含的肌醇及氨基酸，还可抑制抑郁症，补充脑力所消耗的营养。

🔍 选购保存

要选择果实饱满、绒毛尚未脱落的猕猴桃，过于软的不要买。还未成熟的猕猴桃可以和苹果放在一起，有催熟作用，保存时间不宜太长，应尽快食用。存放时，应挑选出柔软可食用的猕猴桃，将硬的猕猴桃放入箱子中保存。

搭 | 配 | 宜 | 忌

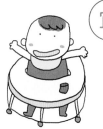

（宜）

猕猴桃+蜂蜜
清热生津、润燥止渴

猕猴桃+生姜
清热和胃

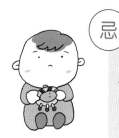

（忌）

猕猴桃+动物肝脏
破坏维生素C

猕猴桃+芒果
甜分太高

适合
4～9个月宝宝

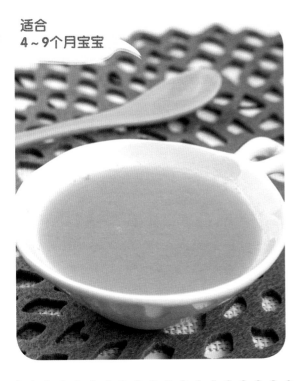

猕猴桃萝卜米糊

扫一扫!

材料

白米糊 60 克
胡萝卜 10 克
猕猴桃 15 克

做法

1 猕猴桃去皮后磨成泥。
2 将胡萝卜去皮，蒸熟后磨成泥。
3 锅中放入白米糊，再加入胡萝卜泥和猕猴桃泥，用小火熬煮片刻即可。

猕猴桃稀粥

材料

泡好的白米 10 克
猕猴桃 10 克

做法

1 把泡好的白米磨碎，再加适量水熬成米粥。
2 猕猴桃洗净，去皮后磨成泥，用纱布过滤出汁液。
3 在米粥里放进猕猴桃汁，煮滚即可。

适合
4～9个月宝宝

哈密瓜

肾功能衰竭者，如肾小球过滤功能下降及肾小管功能降低，处理钾的能力减退，如食用高钾食物，则会引起心跳过缓，甚至导致意外的情况发生。哈密瓜中钾离子含量相当高，所以，肾功能衰竭者不宜食用哈密瓜。

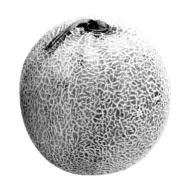

⊕ 主要营养素

蛋白质、膳食纤维

哈密瓜营养丰富，所含膳食纤维能促进肠胃蠕动，帮助排便通畅。哈密瓜中含有的蛋白质能提供能量，参与生理功能的调节，还可以增强身体的免疫力。

❶ 食疗功效

哈密瓜有除烦、止渴、防暑、疗饥、清肺热、止咳、解燥的作用，能够辅助治疗发热、中暑等症，很适合在夏天食用，尤其适合感染风热感冒的婴幼儿食用。哈密瓜是夏季解暑的佳果，对人体的造血功能也有显著的促进作用，能预防贫血。

❱❱ 选购保存

挑选时用手摸一摸，如果瓜身坚实微软，说明成熟度比较适中，且皮色越黄成熟度越好。还可以看瓜皮上面是否有疤痕，疤痕越老的越甜。哈密瓜属后熟果类，放在阴凉通风处储存可放2周左右。切开的哈密瓜可用保鲜膜包好，再放入冰箱保存。

搭 | 配 | 宜 | 忌

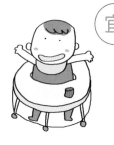

宜

哈密瓜+银耳
润肺止咳

哈密瓜+牛奶
滋补身体

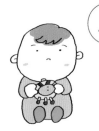

忌

哈密瓜+梨
引起腹胀

哈密瓜+黄瓜
破坏维生素C

**适合
4~9个月宝宝**

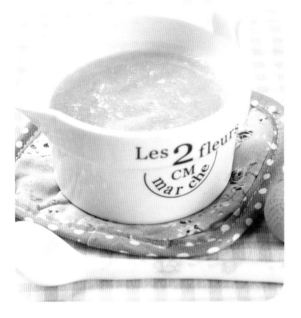

哈密瓜汁

材料

哈密瓜 1 片

做法

1 用汤匙挖取哈密瓜中心熟软的部分，放入果汁机中搅打成泥。
2 倒出果汁，用筛网过滤。
3 过滤后的哈密瓜汁中加入适量冷开水稀释即可。

哈密瓜米糊

材料

白米糊 60 克
哈密瓜 50 克

做法

1 白米糊加适量水煮滚。
2 哈密瓜洗净，去籽和皮，磨成泥。
3 在煮好的白米糊中加入哈密瓜泥，用小火煮 3 分钟即可。

**适合
4~9个月宝宝**

宜吃的食材
空 心 菜

空心菜虽然是一种防病治病的好蔬菜，但并不是适合每一个人食用，其性寒滑利，所以体质虚弱、脾胃虚寒、腹泻者不宜食用。

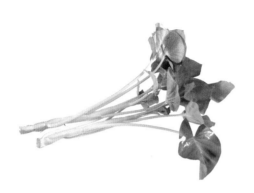

搭｜配｜宜｜忌

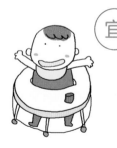

（宜）

空心菜+鸡肉
滋润肌肤，润肠通便

空心菜+白萝卜
改善肺热

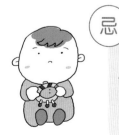

（忌）

空心菜+牛奶
影响钙的吸收

空心菜+木耳
易消化不良

➕ 主要营养素

蛋白质、β-胡萝卜素

空心菜含有丰富的蛋白质，含量比白菜还高2倍，能够保持正常的生长发育，增强抵抗力。其中β-胡萝卜素几乎是大白菜的20倍，对眼睛发育有极大的益处。

❗ 食疗功效

空心菜具有洁齿防龋、除口臭、健美皮肤的作用，堪称美容佳品。粗纤维质的含量丰富，这种食用纤维由纤维质、半纤维质、木质素、胶浆及果胶等组成，具有促进肠蠕动、通便解毒作用。夏季适量食用，可以防暑解热、凉血排毒、防治痢疾。空心菜还含有钾、氯等调节水液平衡的元素，食后可降低肠道的酸度，预防肠道内的菌群失调。

➤ 选购保存

空心菜以水分充足、鲜嫩、茎条均匀、无枯黄叶、无病斑、无须根者为佳。软烂、长出根的为次等品。空心菜建议现买现做，不要一次购买太多。

适合
4～9个月宝宝

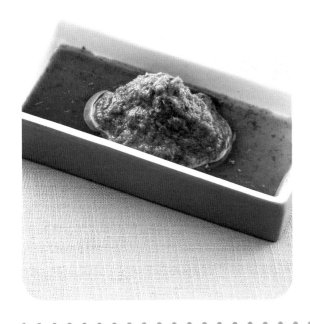

青菜泥

扫一扫!

材料

青菜 30 克
（请选择时令绿色蔬菜如空心菜、菠菜等）

做法

1 青菜洗净、去梗，菜叶撕碎后放入滚水中快速氽烫，捞起。
2 将烫熟的青菜放在研磨钵中用研磨棒捣烂，直到变成菜泥即可。

空心菜米糊

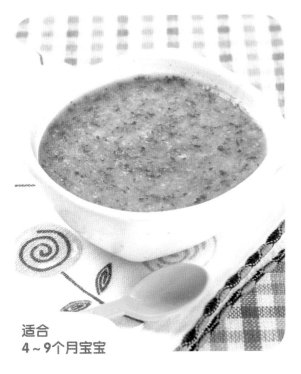

材料

白米糊 60 克
空心菜 20 克

做法

1 空心菜洗净，切成细末。
2 在白米糊中放入适量水、空心菜末，搅拌均匀，煮滚即可。

适合
4～9个月宝宝

宜吃的食材

菠 菜

菠菜含有草酸，草酸与钙结合易形成草酸钙，会影响对钙吸收，因此，菠菜不能与含钙丰富的豆类、豆制品以及木耳、虾米、海带、紫菜等食物同食。要尽可能与蔬菜、水果等碱性食物同食，可使草酸钙溶解排除。

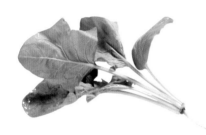

➕ 主要营养素

膳食纤维、铁

菠菜富含膳食纤维，能清除胃肠道有害毒素，加速胃肠蠕动，帮助消化、预防便秘；菠菜中所含的铁，有预防缺铁性贫血的作用。

❗ 食疗功效

菠菜具有促进肠道蠕动的作用，利于排便，对于痔疮、慢性胰腺炎、便秘、肛裂等病症有食疗作用，能促进生长发育，增强抗病能力，促进人体新陈代谢，延缓衰老。菠菜能帮助预防缺铁性贫血，也适合便秘者、皮肤粗糙者、过敏者食用。

搭 | 配 | 宜 | 忌

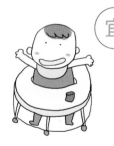

（宜）

菠菜+胡萝卜
可保持心血管的畅通

菠菜+鸡蛋
可预防贫血、营养不良

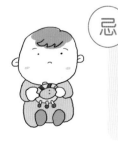

（忌）

菠菜+黄豆
会损害牙齿

菠菜+鳝鱼
会导致腹泻

➡ 选购保存

选购菠菜时，以粗壮、叶大、色翠绿、无烂叶和萎叶、无虫害和农药痕迹的为佳。用干净的纸来包裹菠菜，装入塑胶袋后放入冰箱冷藏，可保鲜2～3天。

适合
7～9个月宝宝

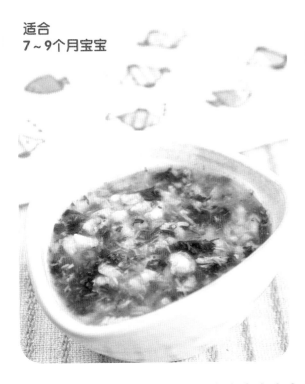

金枪鱼菠菜粥

扫一扫!

材料

白米粥 60 克
金枪鱼 20 克
胡萝卜 10 克
菠菜 5 克

做法

1 金枪鱼煮熟后，去鱼刺并切碎；胡萝卜去皮、蒸熟后，磨成泥。
2 菠菜洗净、焯烫后，磨成泥。
3 锅中放入白米粥、金枪鱼、菠菜、胡萝卜，熬煮至食材全熟即可。

菠菜南瓜粥

材料

白米粥 75 克　　　南瓜 20 克
菠菜 10 克　　　　蛋黄 1 个
芝麻少许

做法

1 南瓜洗净后，去皮、去籽，切成小丁；菠菜洗净，焯烫后剁碎；芝麻磨碎；蛋黄打散，备用。
2 锅中放入白米粥和 50 毫升水煮滚，加入南瓜、菠菜、蛋液，煮熟后撒上芝麻即可。

适合
7～9个月宝宝

茄子

秋后的茄子味偏苦，性凉，脾胃虚寒、体弱、便溏、哮喘者不宜多食。茄子切忌生吃，以免中毒。手术前吃茄子，麻醉剂可能无法被正常地分解，会拖延病人苏醒时间，影响病人康复速度。

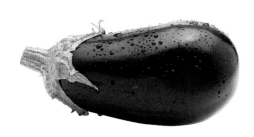

搭 | 配 | 宜 | 忌

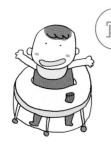

（宜）

茄子+猪肉
维持正常血压

茄子+黄豆
通气、顺畅、润燥消肿

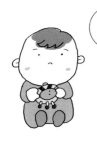

（忌）

茄子+螃蟹
郁积腹中、伤害胃肠

茄子+墨鱼
阻塞肠道，引起胀气

➕ 主要营养素

维生素E、维生素P

茄子含有的维生素E能促进人体新陈代谢，增强抵抗力，可保护生物膜免受过氧化物的损害，改善血液循环，增强肌肤细胞的活力。茄子还含有丰富的维生素P，能增强体内细胞间的黏着力。

❗ 食疗功效

茄子具有清热止血、消肿止痛功效。茄子含有蛋白质、维生素以及钙、磷、铁等多种营养素，适量食用，不仅能补充身体所需的多种物质，还能增强身体的抗病能力，对消化不良、便秘的婴幼儿也有食疗功效。

➡ 选购保存

以果形均匀周正，老嫩适度，无裂口、腐烂、锈皮、斑点，皮薄，籽少，肉厚，细嫩者为佳。一般情况下，可以把茄子直接放在阴凉通风处，记得不要让茄子沾到水，这样存放的时间可长点。

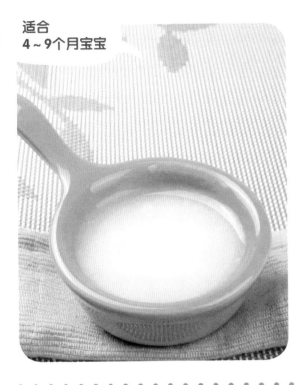

适合
4～9个月宝宝

茄子糊

材料

扫一扫!

白米糊 60 克
茄子 1/4 条

做法

1 茄子洗净、去皮,剁成小碎末备用。
2 将剁碎的茄子放入米糊里,用小火熬煮片刻。
3 将熬好的茄子米糊放在筛网上过滤,碾碎粗粒后,再煮滚一次即可。

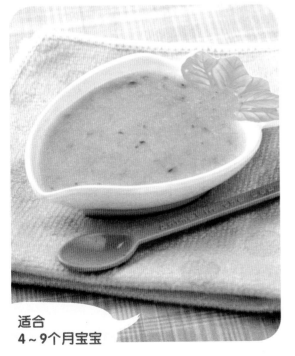

栉瓜茄子糊

材料

小米糊 60 克
栉瓜 20 克
茄子 10 克

做法

1 栉瓜、茄子洗净后,放入搅拌器内,加适量水搅打成泥。
2 锅中放入小米糊、栉瓜茄子泥,煮滚即可。

适合
4～9个月宝宝

宜吃的食材
胡萝卜

胡萝卜富含 β－胡萝卜素，能益肝明目，其转变的维生素A有助增强免疫机能，同时也是骨骼正常生长发育的必需物质。注意不要生吃胡萝卜，胡萝卜虽是蔬菜，但只有烹调后所含的类β－胡萝卜素才较稳定。炒过后，营养可保存76%～94%。

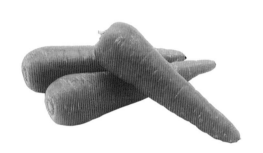

➕ 主要营养素

维生素A、植物纤维

维生素A是骨骼正常生长发育的必需物质，对促进生长发育具有重要意义。胡萝卜含有植物纤维，是肠道中的"充盈物质"，可加强肠道蠕动，有利于宽肠通便。

⊙ 食疗功效

胡萝卜有健脾和胃、清热解毒、降气止咳等功效，对于肠胃不适、便秘、麻疹、幼儿营养不良等症状有食疗作用。胡萝卜富含维生素，并有轻微而持续发汗的作用，可刺激皮肤的新陈代谢，增进血液循环，使皮肤细嫩光滑，对美容健肤有独到作用。

搭｜配｜宜｜忌

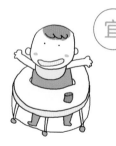

（宜）

胡萝卜+香菜
开胃消食

胡萝卜+绿豆芽
排毒瘦身

（忌）

胡萝卜+柠檬
破坏维生素C

胡萝卜+红枣
降低营养价值

➤ 选购保存

选购胡萝卜时，以色泽鲜嫩、匀称笔直、外表平滑的为佳，颜色深的比浅的好。胡萝卜应避开与苹果、梨等能产生大量乙烯的东西混合存放。可将胡萝卜加热，放凉后用密封容器保存，冷藏可保鲜5天，冷冻可保鲜2个月左右。

适合
4～9个月宝宝

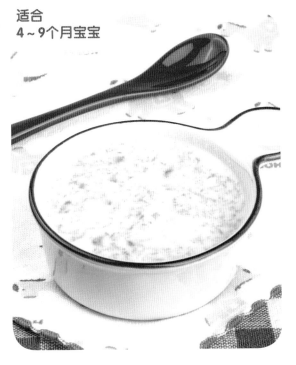

胡萝卜牛奶汤

扫一扫!

材料

胡萝卜 30 克
牛奶（配方奶）70 毫升

做法

1 胡萝卜洗净、去皮，放入电锅中蒸熟后，磨成泥状。

2 将配方奶放入锅中用小火加热，加入胡萝卜泥，煮滚后即完成这一道美味的胡萝卜牛奶汤。

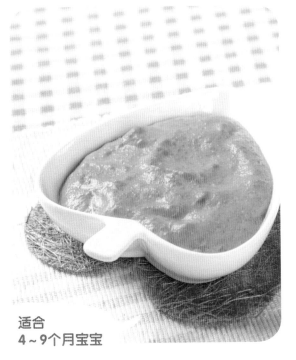

胡萝卜乳酪

材料

胡萝卜 10 克
蔬菜汤 45 毫升
乳酪 5 克

做法

1 胡萝卜洗净、去皮，蒸熟并压成泥。

2 将乳酪捣成泥。

3 锅中放入蔬菜汤煮滚，加入胡萝卜、乳酪，搅拌均匀即可。

适合
4～9个月宝宝

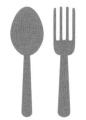

肉类油脂
鲜甜的美味

要让宝宝吃肉类食物，可以从鸡肉、鱼肉等白肉开始让宝宝尝试。肉类中天然的油脂香气，可以增进宝宝的食欲，但也要适时适量搭配蔬菜，以免宝宝便秘。

肉类的选购

选购肉类的方式很重要，通常我们都拿来制作辅食的绞肉，最担心的就是不肖业者会掺入猪肉里头不应该出现的杂质，例如猪腺体、猪头肉等。实际上专家并不建议我们购买猪绞肉，但就是因为太好用，所以经常出现在许多人家的餐桌上，包含拿来制作成辅食。如果真的要选购，最好是直接到肉摊请老板制作，顺道可确认没有掺杂到其他来路不明的肉。

肉类的保存方法

肉类也是我们在制作中后期辅食常用的食材项目，除了含有丰富蛋白质，也能增加食物中口感与风味，更能让宝宝吃到多种营养素，但保存方式与分装方法却是很多人常常忽略掉的问题，一个不小心就连塑化剂都会吃进肚子里头。

很多人从超市买回家的肉直接会冰在冷冻室里，以为这样就可以延长保存期限，其实由传统市场购买回来的肉品才适合放入冷冻室。如果是在超市买并且在1个礼拜之内食用完毕的肉类，则应该保存在冷藏室当中。

绞肉类可压扁并且分成若干小包装，可缩短退冰的时间，若是利用冷藏室退冰则能帮助保持肉类新鲜程度与美味口感。

隔一天要用肉类来做辅食，前一天晚上就先将存放在冷冻室的肉类拿到冷藏室来解冻，缓慢地将肉退冰，血水也不会快速地渗漏出来，也能保持肉的新鲜程度与口感品质。

如果是海鲜类的食材，则要尽快食用完毕，最好是当天买要吃的量，当天就吃完，真的吃不完就不要再拿来当做宝宝的辅食材料。

此外，尽量避免使用到PVC材质的保鲜膜与塑胶袋！大家都了解到塑胶制品对人体的危害，而我们最常使用到的保鲜膜与塑胶袋，居然也会时不时地溶出塑化剂！

当塑胶袋和保鲜膜接触到鱼、肉或任何含油脂的食物，塑化剂就会慢慢的溶到食材当中，而且重点是：就算是经过清洗，也无法像灰尘一样用清水洗掉，最后就会与我们吃的东西"融为一体"。市场常用的红白塑胶袋，就是含塑化剂最多的PVC，因此并不建议使用来保存肉类。

肉类的氽烫方式

一般来说，肉类比较容易有一股腥味，因此肉类食材在烹调前若是没有处理好，可能会让宝宝一口都不愿意吃。喂宝宝吃肉类食材，可以先从味道清淡的鸡肉和白肉鱼开始，比起猪肉和牛肉，不但较不容易引发过敏反应，腥味也较不明显。除了挑选新鲜的肉类之外，在用肉类制作辅食前，氽烫去血水的步骤也很重要，用少许的姜片或葱段加入滚水中，再放入肉类食材氽烫，就可以去除腥味和血水。

肉类高汤的美味

用肉类熬制的高汤，像是猪骨汤、鱼汤等，可以增添辅食的营养和风味，让宝宝更爱吃辅食。一般熬猪骨汤时，是使用猪大骨，但其油脂较多，不太适合9个月以前宝宝娇嫩的肠胃，可能会导致宝宝吃了太油腻的高汤而造成消化不良。因此建议选用猪肋骨来熬制宝宝要喝的高汤，不但油脂少、钙质多，熬出来的汤头浓郁香甜，也较少腥味。熬制鱼汤则使用小鱼干最佳。

鱼肉海苔粥

材料 泡好的白米 15 克，鲜鱼 20 克，白菜 5 克，海苔少许，海带高汤 90 毫升

做法
1 白米磨碎；鲜鱼煮熟后去鱼刺，切成小块；白菜洗净后剁碎；海苔切碎。
2 锅中放入白米和海带高汤熬煮成米粥，加入鲜鱼、白菜和海苔煮熟即可。

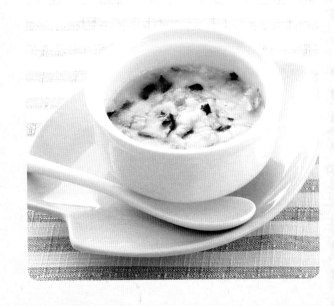

多利鱼是不错的选择

多利鱼的口感，肉质细嫩，无刺无腥味，是料理起来非常简单的一个食材，同时能滋阴养血、补气开胃，老人小孩都可经常食用。

宜吃的食材
鸡肉

鸡屁股是淋巴腺体集中的地方，含有多种病毒、致癌物质，所以不可食用。鸡肉中磷的含量较高，为避免影响铁质吸收，在服用补铁剂时，暂不要食用鸡肉。

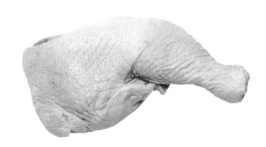

搭 | 配 | 宜 | 忌

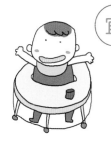

宜

鸡肉+花菜
益气、壮筋骨

鸡肉+金针菇
增强记忆力

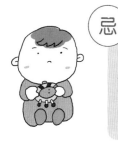

忌

鸡肉+糯米
引起消化不良、胃胀

鸡肉+芹菜
易伤元气

➕ 主要营养素

蛋白质、维生素E

鸡肉内含有的蛋白质，是促进体内新陈代谢的重要物质，有利于骨骼和牙齿的健康生长。鸡肉中还含有大量的维生素E，能够保护皮肤免受紫外线和污染的伤害。

❗ 食疗功效

鸡肉具有健脾胃、益五脏、补精添髓等功效，可以增强体力、强壮身体。冬季吃可以提高自身的免疫力，还有助缓解感冒引起的鼻塞、咳嗽等症状。对营养不良、畏寒怕冷、乏力疲劳、虚弱等症，有食疗作用。

➤ 选购保存

新鲜的鸡肉肉质紧密，颜色粉红且有光泽，鸡皮呈米色，并有光泽和张力，毛囊突出。灌过水的鸡，翅膀下一般有红针点或乌黑色，其皮层有打滑的现象。购买的鸡肉如一时吃不完，可将剩下的鸡肉煮熟后再冰存，且最好在3天内吃完。

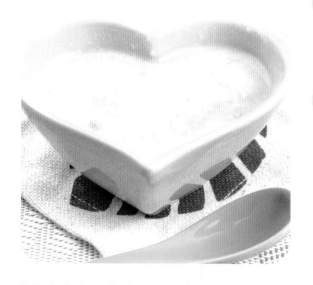

适合
7～9个月宝宝

鸡肉糊

扫一扫！

材料

白米糊 60 克
鸡胸肉 10 克

做法

1 鸡胸肉洗净，烫熟后沥干水分。
2 将烫熟的鸡胸肉放入搅拌机中，打成泥状。
3 锅中放入白米糊和鸡肉泥，煮滚即完成。

鸡肉胡萝卜粥

材料

泡好的白米 15 克　　胡萝卜 10 克
鸡肉 20 克　　　　　土豆 20 克
洋葱 5 克　　　　　　高汤 90 毫升

做法

1 白米磨碎；鸡肉洗净，烫熟后剁碎。
2 胡萝卜、土豆、洋葱去皮后切碎。
3 锅中放入白米和高汤煮成米粥，加入胡萝卜、土豆、洋葱、鸡肉，煮熟即可。

适合
7～9个月宝宝

鳕鱼富含可溶性钙，易被人体吸收，很适合婴幼儿食用。但是，目前市场上有假鳕鱼出售，以龙鳕鱼、水鳕鱼冒充鳕鱼，其实这些都是油鱼，食用过量可能会造成腹泻，家长购买时要注意辨别。

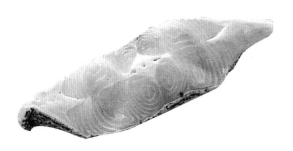

➕ 主要营养素

蛋白质、镁

鳕鱼的鱼脂中含有球蛋白、白蛋白和核蛋白，还含有儿童发育所必需的各种氨基酸，易被消化吸收，对大脑发育、智力和记忆力增长都有促进作用。

❗ 食疗功效

鳕鱼含丰富的蛋白质、维生素A、维生素D、钙、镁、硒等营养元素，肉质鲜嫩。鳕鱼低脂肪、高蛋白、刺少，还具有高营养、低胆固醇、易被人体吸收等优点。鳕鱼的肝脏含油量高，除了富含普通鱼油所含有的DHA、DPA外，还含有人体所需的维生素A、维生素D、维生素E等。

➤ 选购保存

新鲜鳕鱼以颜色雪白且未解冻的为宜，摸起来饱满结实。在保存时，可以把盐撒在鱼肉上，然后用保鲜膜包起来，放入冰箱冷冻室，这样不仅可以去腥、抑制细菌繁殖，而且能增添鳕鱼的美味及延长保存期。

搭｜配｜宜｜忌

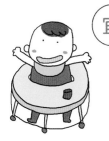

宜

鳕鱼+香菇
提神健脑

鳕鱼+西蓝花
防癌抗癌

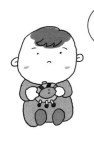

忌

鳕鱼+醋
刺激肠胃

鳕鱼+山药
破坏肉质

适合
7～9个月宝宝

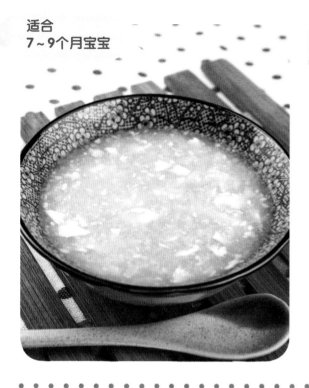

鳕鱼豆腐稀粥

材料

扫一扫!

白米粥 60 克
鳕鱼 15 克
豆腐 50 克
海带高汤 45 毫升

做法

1 豆腐冲洗后捣碎。
2 鳕鱼洗净，蒸熟后捣碎、挑去鱼刺。
3 在锅中放入白米粥、海带高汤、鳕鱼和豆腐，用小火煮滚即可。

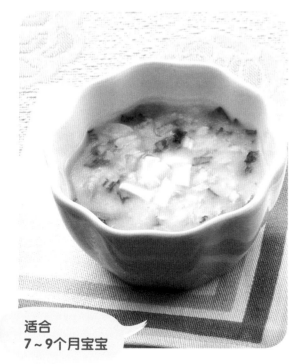

鳕鱼菠菜粥

材料

泡好的白米 15 克　鳕鱼 15 克
洋葱 5 克　　　　菠菜 10 克
芝士 1 片　　　　高汤 90 毫升

做法

1 白米磨碎；鳕鱼蒸熟，去刺后剁碎。
2 洋葱去皮、菠菜洗净，焯烫后剁碎。
3 锅中放进白米和高汤，熬煮成米粥，再加入鳕鱼、洋葱、菠菜煮熟，最后放入芝士，待其融化即可。

适合
7～9个月宝宝

猪肉

猪肉烹调前，一定要用清水冲洗干净，并且煮熟再吃，以免造成细菌感染、肠胃不适。另外，猪肉当中含有脂肪，也不宜过量食用，以免引发肥胖、腹胀或消化不良。

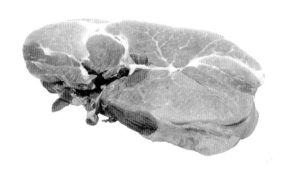

搭 | 配 | 宜 | 忌

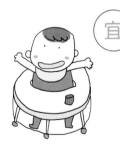

宜

猪肉+白萝卜
消食、除胀、通便

猪肉+莲藕
滋阴补血，巩固脾胃

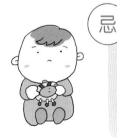

忌

猪肉+杏仁
引起腹痛

猪肉+菱角
引起腹泻，降低营养

⊕ 主要营养素

维生素B₁、脂肪

猪肉中含有维生素B_1，能促进血液循环并消除身体疲劳，增强体质。猪肉中的脂肪含量高，而脂肪对人体健康非常重要，可满足生长发育所需的热量。

❶ 食疗功效

猪肉具有滋阴润燥、养血功效，对于消渴、热病伤津、便秘、燥咳等病症有食疗作用。猪肉可提供血红素和促进铁吸收的半胱氨酸，又可提供人体所需的脂肪酸，改善缺铁性贫血。猪肉还含有丰富的B族维生素，可以使身体感到更有力气。

❯❯ 选购保存

新鲜猪肉有光泽、肉质红色均匀、脂肪洁白，肉的表面微干或湿润、不黏手，肉质有弹性，且指压后的痕迹会立即消失，气味正常。买回的猪肉先用水洗净，然后分割成小块，装入保鲜袋，再放入冰箱。

适合
7~9个月宝宝

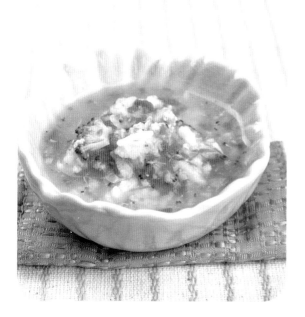

椰菜瘦肉粥

扫一扫!

材料

白米粥 60 克
猪瘦肉 20 克
西蓝花 10 克
胡萝卜 10 克
高汤 60 克

做法

1 猪瘦肉洗净，剁成碎末。
2 西蓝花洗净后焯烫、去梗，剁碎；
胡萝卜洗净、去皮，蒸熟后剁碎。
3 锅中放入白米粥和高汤煮滚，然后
放入剩下的食材续熬煮至熟软即可。

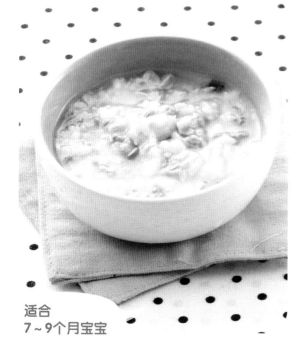

白菜猪肉粥

材料

泡好的白米 10 克
泡好的糙米 5 克
猪肉末 20 克
白菜 10 克
梨子汁 5 毫升
海带高汤 90 毫升

做法

1 白米和糙米磨碎；白菜洗净，剁碎。
2 热锅中放入猪肉末，炒至五分熟，
加入白米、糙米、海带高汤熬成米粥，
接着加入白菜和梨子汁，煮熟即可。

适合
7~9个月宝宝

宜吃的食材
牛肉

牛肉的瘦肉多、脂肪少，是高蛋白、低脂肪的优质肉类食物，适宜给婴幼儿食用。不过，牛肉不宜食用过量，以免营养过剩，影响消化。

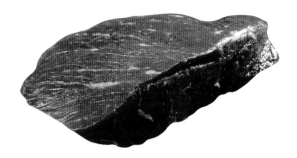

➕ 主要营养素

维生素B$_6$、氨基酸、铁

牛肉含有足够的维生素B$_6$，可帮助增强免疫力，促进蛋白质的新陈代谢和合成。牛肉的氨基酸含量比任何其他食物都高，还富含铁，可以预防缺铁性贫血。

❗ 食疗功效

牛肉可强健筋骨、补中益气、滋养脾胃、止渴止涎，对消渴、水肿、面色萎黄等病症有食疗作用。寒冬食用牛肉，有暖胃作用，牛肉熬成的汤汁，其滋养性尤强。牛肉汤对脾胃虚弱、营养不良的婴幼儿有补益功效。

⏩ 选购保存

新鲜牛肉有光泽，红色均匀，脂肪洁白或呈淡黄色；外表微干或有风干膜，不粘手，弹性好。可将新鲜牛肉放在1%的醋酸钠溶液里浸泡1小时，然后取出，一般可存放3天；也可将其余烫熟后冰冻，这样可以确保1个月不变质。

搭 | 配 | 宜 | 忌

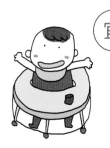

宜

牛肉+土豆
保护胃黏膜

牛肉+芋头
补中益气、通便

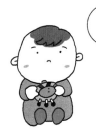

忌

牛肉+板栗
容易腹胀、呕吐

牛肉+韭菜
引发躁热上火

适合
7～9个月宝宝

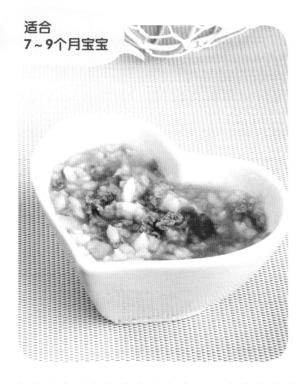

西红柿牛肉粥

扫一扫!

材料

白米粥 60 克
牛肉 20 克　　西红柿 50 克
土豆 50 克　　高汤 60 毫升

做法

1 牛肉洗净，剁成末；土豆蒸熟后去皮，磨成泥；西红柿用开水焯烫后，去皮去籽，再剁碎。

2 白米粥和高汤放入锅中，加入其他所有食材熬煮，煮滚即可。

牛肉海带粥

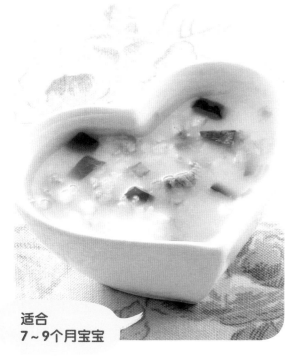

材料

泡好的白米 15 克　牛肉末 20 克
泡发的海带 10 克　白菜 10 克
海带高汤 90 毫升

做法

1 白米磨碎；白菜洗净，剁碎；海带洗净，切成碎末。

2 锅中放入白米和海带高汤熬煮成米粥，再放入其他所有食材，煮至熟软即可。

适合
7～9个月宝宝

9个月以前
宝宝不能吃的禁忌食物

宝宝9个月以前，因为肠胃发育尚未成熟，有很多不易消化吸收的食材都应该要避免，或是必须烹调得足够软烂才能给宝宝食用。以下食物是9个月以前宝宝一定不能吃的东西。

忌 蜂蜜

蜂蜜中的成分很有可能造成宝宝肠胃的不适，严重的话甚至会导致死亡，因此在1岁之前，千万不可让宝宝吃蜂蜜。

忌 鲜奶

宝宝的肠胃还无法消化鲜奶中的蛋白质，喝了之后可能会造成宝宝出现胀气、腹泻、呕吐等不适症状，要多多留意。

忌 糖果

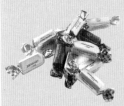

宝宝如果太早接触糖果，很有可能会养成重口味，造成日后饮食习惯的偏差，不但不利于其健康，甚至会影响发育。

忌 中药材

中药材大多含有药性，不适合肠胃及肾脏发育尚不完全的宝宝食用，且中药材的好坏难以分辨，不可轻易给宝宝尝试。

美味秘诀：
万用汤底的制作

9个月以前宝宝的辅食不能添加调味料，因此可以熬煮一些高汤，加在辅食中会更美味。用食材天然的甜味，来给宝宝的辅食增添风味吧！

 洋葱

洋葱生吃有呛辣刺鼻的味道，可是用来熬汤，却能让高汤变得清甜好喝。

 西红柿

西红柿酸酸甜甜的滋味，很受宝宝的喜爱，用来熬汤不但能让汤头更美味，热量也低，且营养十足。

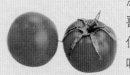

 海带

海带因为比较难煮软，所以常常拿来熬汤，汤头会有鲜甜的海味。

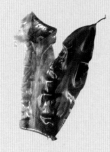

 猪骨

猪骨中富含钙，熬出来的汤头浓郁又香醇，很受宝宝喜爱，但要注意捞去多余的油脂。

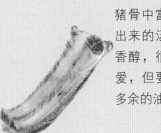

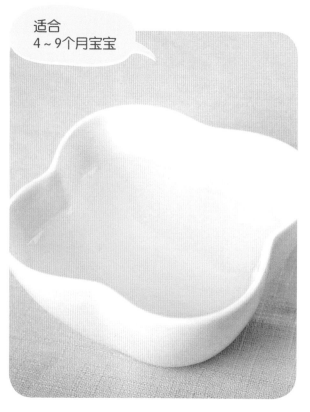

蔬菜高汤

材料

洋葱 30 克　　　　　胡萝卜 30 克
包菜叶 2 片

做法

1 洋葱和胡萝卜洗净、去皮，切成丝。

2 包菜叶洗净，切小块。

3 将处理好的食材一起放入滚水中煮至软烂。

4 用筛网过滤煮好的汤汁即可。

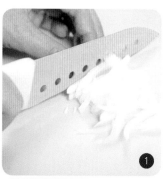

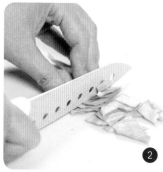

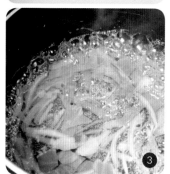

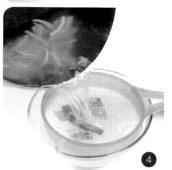

小提醒

蔬菜一定要先清洗干净

蔬菜汤富含维生素，能增加消化液的分泌，对于肠胃虚弱的宝宝，有调理肠胃的功能，排便不顺畅或容易便秘的宝宝，也可以经常食用。熬煮蔬菜汤必须挑选新鲜的蔬菜，并清洗干净，避免农药的残留，对宝宝的健康产生危害。

适合
4～9个月宝宝

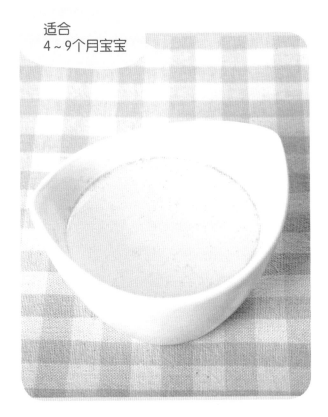

猪肋骨高汤

材料

猪肋骨 300 克
白醋少许

做法

1 猪肋骨用清水洗净。
2 将猪肋骨和适量水放入锅中，用大火煮滚后，滴入白醋。
3 捞去猪肋骨汤表层的浮沫。
4 用筛网过滤煮好的汤汁即可。

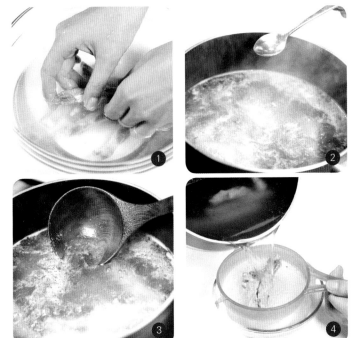

小提醒

熬骨头汤
必要注意事项

在熬煮骨头汤的时候，一定要先将骨头清洗干净，并在冷水时就放入骨头，让骨头与水一起煮滚。水滚后可以加入白醋，有助于骨头中钙的释放，并且要不断地捞去浮在汤表面的浮沫，这样煮出来的骨头汤才会清澈好喝，且营养满分。

海带高汤

材料

干海带 60 克

做法

1 干海带洗净，用水泡开。

2 锅中加入适量水，放入泡开的海带。

3 用小火煮海带，海带会慢慢胀大，煮至海带周围冒出小气泡即完成。

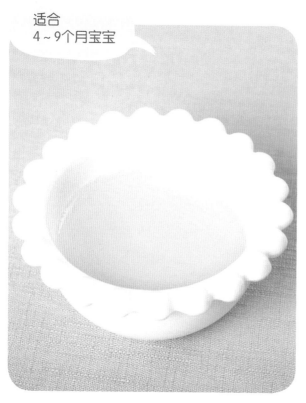

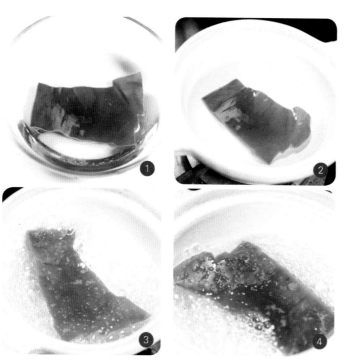

小提醒

用海带前
洗去多余盐分

宝宝不适合吃太咸的食物，所以海带必须在烹调前除去盐分，清洗几次后在水里浸泡5～6分钟即可。用海带汤煮粥，会让味道更加甘甜，宝宝会更喜欢吃。平常可以先把海带汤熬好，依照一餐的分量分装放到冷冻室，需要的时候拿出来加热即可。

适合
4～9个月宝宝

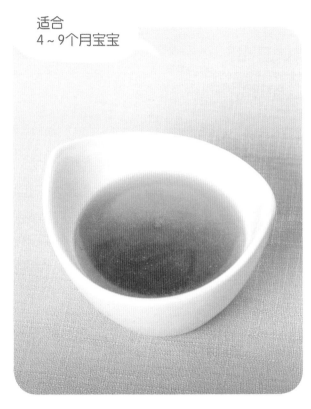

小鱼干高汤

材料

小鱼干 30 克

做法

1 小鱼干洗净，泡水去盐分后，切去小鱼干的头部。

2 将小鱼干放入滚水中，用大火熬煮。

3 一边煮一边捞去浮沫。

4 煮至汤汁变色，再用筛网过滤汤汁即可。

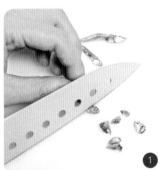

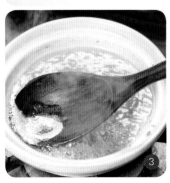

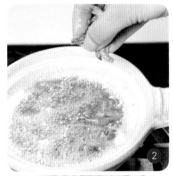

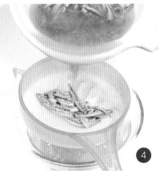

小提醒

煮小鱼干
最好切去头部

小鱼干含有丰富的蛋白质和钙，能强化宝宝的骨骼与牙齿，与味噌一起煮成汤喝，味道更是鲜美。而大人喝的小鱼干汤，可以不用切去头部熬煮，宝宝喝的则最好将小鱼干的头部去掉，切去头部营养不变，却可以减少杂质的产生。

Chapter
3

让宝宝爱上吃饭
真的好简单

10～18个月宝宝的低油低糖饮食

- 10～18个月宝宝的营养照护
- 从宝宝的大便判断健康程度
- 10～18个月宝宝的低糖低油餐
- 10～18个月宝宝不能吃的禁忌食物
- 美味秘诀：小小点心的诱惑

10个月之后，进入了辅食后期，

这个时候大部分的宝宝都已经长出牙齿，

喜欢用牙齿或牙龈来咀嚼食物。

到了宝宝周岁以后，可以吃的东西变得更多元化，

只要掌握少油、少糖、少盐的原则，

使用些许的调味来帮宝宝的食物增加滋味，

会让宝宝更爱吃饭喔！

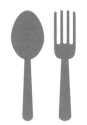

10 ~ 18 个月
宝宝的营养照护

心肝宝贝快要满1岁了，已经长了好几颗牙齿，咀嚼和消化能力越来越好。这个时候，宝宝的饮食需要注意添加哪些营养呢？爸爸、妈妈赶快来弄清楚吧！

不宜吃太多糖

如果糖分摄取过多，体内的B族维生素就会因帮助糖分代谢而消耗掉，引起神经系统的B族维生素缺乏，产生嗜糖性精神烦躁症状。而且糖吃过量易得龋齿。因为口腔是一个多细菌的环境，有些细菌可以利用蔗糖合成多糖，多糖又可以形成一种黏性很强的细菌膜，这种细菌膜附着在牙齿表面上不容易消除，细菌可大量繁殖而形成一些有机酸和酶，尤其是乳酸杆菌产生大量乳酸，直接作用于牙齿，会使牙齿脱钙、软化，酶类可以溶解牙组织中的蛋白质，在酸和酶的共同作用下，牙齿的硬度和结构遭到破坏，特别容易产生龋齿。

不宜多吃零食

首先，零食吃过量，在正常的进食过程中，自然就没有食欲，时间长了，很容易造成厌食。其次，零食的营养成分无法和主食相比，大量食用，会患营养缺乏症。另外，零食中含有各种添加成分，且产品本身也难以维持品质，常吃这些零食，容易出现胃肠功能失调，肝肾功能也易受损，甚至有可能诱发癌症。

不宜进食过量

不要让宝宝吃得太多，否则会造成消化功能失调，加重消化器官和大脑控制消化吸收的胃肠神经及食欲中枢的负担，这样会使大脑皮质的语言、记忆、思考等中枢神经智能活动处于抑制状态，不但对于宝宝的智力发展没有帮助，还有可能因此而吸收过多的营养，造成宝宝的肥胖症。

需要的固齿食物

对乳牙照护不仅只是在口腔清洁等方面，营养也是很重要的。长牙时，补充必要的"固齿食物"，也能帮助宝宝拥有一口漂亮坚固的小牙齿。

乳牙的发育与全身组织器官的发育不尽相同，但是，乳牙在成长过程中也需要多种营养素。矿物质中的钙、磷、镁、氟，其他如蛋白质的作用都不可或缺。虾仁、骨头、海带、肉、鱼、豆类和乳制品中都含有丰富的矿物质。

维生素A、维生素C、维生素D可以维护牙龈组织的健康，可以多吃一些新鲜蔬菜和水果。

适当烹饪食物

随着年龄的变化，其饮食特点也在跟着变化，妈妈要了解进入幼儿期的饮食特点，均衡安排膳食，才能补充足够营养，达到更好的喂养效果。所谓适当烹调，就是要照顾到幼儿的进食和消化能力，在食物烹调上下工夫。

首先要做到细、软、烂。面条要软烂，肉要斩末切碎，鸡、鱼要去骨刺，花生、核桃要制成泥、酱，瓜果去皮核，含粗纤维多的食物及油炸食物要少用，刺激性食物应少吃。

其次，给幼儿制作的膳食要小巧。不论是蛋糕、饼干，馒头还是包子，一定要外观精致。巧，就是让幼儿感到很好奇，进而喜爱这种食物。幼儿天生好奇爱美，外形美观、花样翻新、气味诱人的食物，通过视觉、嗅觉等感官，传导至幼儿大脑食物神经中枢，引起反射，就能刺激其食欲，促进消化液的分泌，增进其消化吸收功能。

再次，是保持食物营养素。蔬菜要注意新鲜，先洗后切，大火快炒；炒菜熬粥都放少许盐，以免水溶性维生素遭到严重破坏；吃肉时要喝汤，这样可获得大量脂溶性维生素，而高温油炸会使食物中的维生素B$_1$破坏殆尽，维生素B$_2$损失将近一半，且不易消化。此外，陈旧发霉的谷物、豆类、花生，熏烤的肉类食品，以及腐败变质的鱼、虾、肉类，更应该让宝宝禁食。

营养不足的症状

10~18个月的宝宝，生长发育较快，身体和大脑在这一阶段都有飞速的发展，而满足生长发育的营养元素一旦供应不足，就会严重影响其身体健康以及大脑发育。为了预防营养不足，爸爸、妈妈会带宝宝定期去医院进行检测，然而，日常的一些反应，也可以通过观察而得出结论。

宝宝营养元素一旦缺乏，就会有很多不良的表现，像是缺钙时会出现多汗、精神烦躁、夜惊、出牙晚、出牙不齐、下肢弯曲、肌腱松弛、厌食偏食等症状。缺铁很容易引起缺铁性贫血，因此，缺铁会出现脸色、口、眼睑、甲床苍白；还会怕凉、易感冒、食欲下降，少数甚至可能出现异食癖，并常伴有呕吐、腹泻以及消化不良等症状。

缺锌会损害免疫功能，因此，缺锌的宝宝很容易出虚汗，睡觉盗汗，也容易患上感染性疾病，如口腔溃疡、感冒发热、扁桃体炎等。缺锌的宝宝食量普遍较小，生长发育缓慢，有些宝宝指甲还会出现白斑，手指长倒刺。

缺铜的宝宝主要表现为缺铜性贫血，其症状与缺铁性贫血相似；部分缺铜的宝宝还会出现厌食、肝脾肿大、腹泻等现象，严重影响生长发育，还有可能会发生骨质疏松。缺碘会引起智力低下，听力、语言和运动障碍，身材矮小，性器官发育不良，出现呆小症或引发甲状腺肿大。

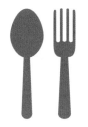

从宝宝的大便判断健康程度

孩子很可能因为辅食的不同，大便情况也有所不同，所以很难判断是不是真的生病了。通过下面介绍的宝宝大便状况就可判断什么时候应该去医院，什么时..候又能放心。

宝宝大便的各种状况

1.绿色大便

宝宝吃的东西一般是经过胃，来到十二指肠与胆汁融合变为绿色，之后又经小肠和大肠颜色会变淡。如果这时胆汁分泌较多，或食物里绿色素过多，又或者其他原因造成肠蠕动加快，食物经过肠的时间缩短的话，大便就会呈绿色。这种现象很正常，但如果大便次数或状况和平日不一样，最好还是去医院看看比较好。罹患肠炎时也会拉绿便，次数也增多，有时还伴有黏液或血。感冒初期也会有绿便。

2.大便中有白沫

宝宝的大便里带有白沫，是奶粉里的乳脂肪凝固所形成的。这很正常，所以不用太担心。但如果是没有白沫的灰白色便便，就要去问医生了，因为有可能是肝或者胆汁分泌异常所造成的。

3.大便中有食物

宝宝还不能正常消化食物，像胡萝卜、菠菜等的纤维质不易消化吸收，有时会在大便时一起拉出来。这是正常的，所以不用太在意。

4.黑色大便

便便呈黑色，可能是由胃或者十二指肠出血所造成的，应该立即就诊。但如果平日里黑色食物吃多了，或吃抗贫血药，也可能会出现黑色便便。

5.硬便

有便秘的宝宝一般会拉硬便，有时因为便秘而肛裂，一般吃的少或水分纤维摄取量不足就会引起便秘。首先要增加水分及纤维摄取量，辅食里多增加纤维丰富的红薯、蔬菜等。

6.血便

便秘会引起肛门裂开，造成血便。这时可以采用坐浴来舒缓。但如果是细菌性感染造成的肠炎、肠出血、肠弯曲的血便，就要留心了。如果是细菌性肠炎，大便次数会增加，也会很稀，也有因为肠出血而造成的血便，应及时就诊。

7.黏便

大便里有黏稠物质，也叫黏液性大便。一般会伴随腹泻一起排出，这时可能是肠炎。如果宝宝情况还好，可以适当调节辅食，如果果汁喂太多就减量，不要再尝试新的食物，而且最好去医院看看。

宝宝腹泻的症状与保健

腹泻患儿大多数是2岁以下的宝宝，以夏秋季节最为多见。夏季腹泻通常是由细菌感染所致，多为黏液便；秋季腹泻多由轮状病毒引起，以稀水样便多见，无腥臭味。腹泻起病可缓可急，需要对症而治，如果除了腹泻外无其他症状，就不用太担心。腹泻时会消耗大量水分，可用淡盐水来补充，防止脱水。一边喂粥观察情况，一边吃苹果或香蕉等有助排便的食物，也可喂食纤维含量少的蔬菜、豆腐、鱼等。

宝宝便秘的症状与保健

常见的便秘表现有粪便干硬、排便哭闹、排便周期延长（3~5天）、粪便污染内裤等症状。这类便秘大多发生在1~5岁的宝宝身上，多数患儿曾有过正常排便习惯，常因为环境改变，饮食习惯改变或父母不和等精神压抑而诱发。便秘主要由身体内缺少纤维、水分、脂肪等，或运动量不足所引起，只要多喝水，多吃纤维素含量丰富的食物，例如红薯、南瓜、豆类、海藻类等就可缓解。

水果蔬菜布丁

材料　蛋黄1个，草莓20克，土豆20克，香蕉10克，配方奶粉5克

做法
1　草莓洗净，剁碎过滤；香蕉去皮，磨成泥；土豆洗净、去皮，蒸熟后磨碎。
2　将所有材料混合均匀，倒入碗中，再放进蒸锅中，蒸20分钟即可。

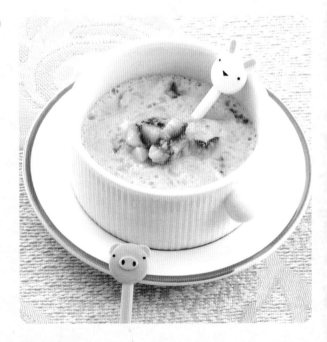

压力导致的便秘

除了饮食造成宝宝便秘之外，有时心理压力也会导致便秘，所以最好不要让宝宝在上厕所时感觉有压力，也不要催促宝宝上厕所。

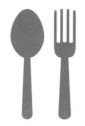

10~18个月宝宝的低糖低油餐

10个月之后,宝宝的辅食中可以添加少许的调味料,像是海盐、健康油脂、白糖等来增加风味,但宝宝的肠胃还是比大人敏感,只能少量添加。

10~12个月宝宝辅食的喂养

1.一天三餐的进食方法

如果一天喂食两次很顺利,那么就可以改为一天三次,和大人一样,早、中、晚三次。餐桌上要有和谐愉快的气氛,这样能增加宝宝的食欲。

2.增加食量和食物的种类

宝宝所需的营养素,随着年龄而有所改变,所以食物的种类或调理方法也要调整。但要注意避免油脂多的食物、刺激性强或糖分多的点心。

3.利用牙床练习咀嚼

宝宝慢慢长大,下颌的功能越来越发达,食物要烹饪成牙床可以咀嚼的硬度,让宝宝练习咀嚼。这个时候,尽管宝宝已经长出小牙,也不能用力咀嚼,所以不能急于吃过硬的东西。

4.吃饭的意识很重要

如果吃断乳食物时,宝宝会自己抓东西吃,这说明宝宝对食物已经有很大的好奇心,表明宝宝自己想吃饭。为了方便宝宝自己抓东西吃,最好把菜切成细长形,也要锻炼宝宝自己用杯子喝水。

12~18个月宝宝的饮食搭配

根据营养学会的推荐,1岁宝宝每日所需热量4200千焦,蛋白质35克,钙600毫克,铁、锌各10毫克,以及各种维生素。因此要注意宝宝的饮食搭配,每日的营养必须均衡摄取。

1.宝宝食物要注意调配

据生理学家研究,周岁宝宝的胃容量为200~300毫升,个体之间略有差异。每天用餐次数以4次为宜。父母应注意食物的调配,如早餐除喝奶外,还要配一些馒头、面包等干食,这些食物容积不大,但可提高热量。中餐或晚餐要吃肉、蛋、鱼及蔬菜,主食可做成软米饭。

2.确保宝宝充分进食

为了确保宝宝肠胃有一定的消化及吸收时间,每次进餐间隔不应少于3.5~4小时,因此不加节制地吃零食对宝宝是不利的。另外,在烹调时,要用植物油如色拉油、花生油、葵花油和芝麻油等,一方面植物油能提供宝宝必需的脂肪酸,提高热量供给;另一方面能使蔬菜味道鲜美,提高食欲。

食材的选择更多元化

在食材的选择上，相较上一阶段，可选择的范围更广泛一些，蔬菜、水果、肉类、蛋类以及谷类等食物，大部分可纳入食谱。但是，由于宝宝肠胃还没发育完善，对食物的适应能力较差，在选择和制作食物时，需要注意避免有刺激性的、过硬的、过油腻的、油炸的、黏性的、过甜或过咸的，并少吃凉拌菜。父母制作辅食时，要注意营养搭配，避免让辅食过精，以免出现维生素B_1缺乏。

烹调色香味俱全的餐点

此阶段的食物还是要尽可能软、烂、碎，尤其是对于不易消化的肉类和植物纤维类的食物，更应该仔细加工。1岁后宝宝对食物的色、香、味已经有了初步的要求，烹调方法的优劣很容易影响食欲，因此，父母最好能掌握一些常用的烹调方法，以增加进食的愉悦感。在制作餐点时，也要尽量减少食物烹调中的营养损失，如蔬菜应先洗后切，烹调时间要短，淘米次数和用水量不宜过多等，以免损失过多营养。

鸡蛋水果煎饼

材料 土豆50克，西红柿15克，苹果50克，香蕉20克，鸡蛋1个，配方奶粉15克，食用油适量

做法
1. 所有食材洗净，分别处理后切碎。
2. 鸡蛋打散，加入奶粉混合均匀后，再加入所有切碎的食材拌匀成蛋糊。
3. 锅中放少许油烧热，倒入拌匀的蛋糊，煎熟即可。

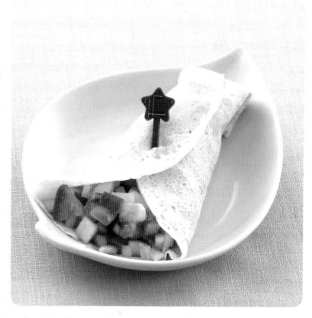

宝宝要有点心时间

1岁后的宝宝活泼爱动，热量消耗大，最好每日3餐辅食之外，再加3次点心或水果作为补充食物。点心、水果安排的时间距正餐时间不宜太紧，以免影响对正餐的食欲和进食量，造成营养失调。

豆皮芝士饭

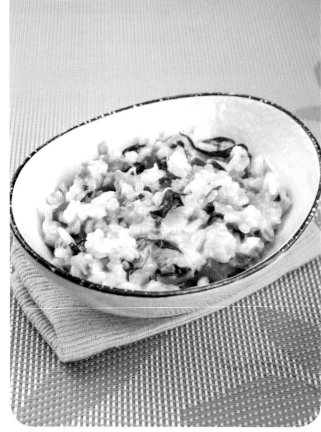

材料

白米饭 150 克
豆皮 3 片
菠菜 20 克
胡萝卜 10 克
芝士 1 片
食用油适量

做法

1 豆皮焯烫后切碎。

2 芝士切小丁；菠菜洗净，烫熟后切小段；
  胡萝卜洗净、去皮，烫熟后切小丁。

3 热油锅，放入豆皮、菠菜、胡萝卜炒香，
  再加入白米饭和适量水煮滚，最后放入芝
  士拌匀即可。

扫一扫！

小提醒

挑选芝士
要注意钠含量

给宝宝食用的芝士，要特别
挑选钠含量较低的芝士，且最好
选用原味的芝士。此外，也尽量
不要挑选调味芝士，让宝宝吃原
味芝士最好。

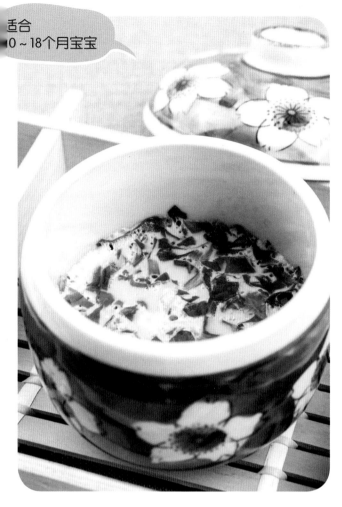

舌合
0～18个月宝宝

综合蒸蛋

材料

蛋黄 1 个
鸡胸肉 30 克
高汤 30 毫升
绿色蔬菜适量

做法

1 鸡胸肉洗净，切小丁；蔬菜洗净，切碎。
2 将高汤和蛋黄一起搅拌均匀，倒入碗中，并放入蔬菜和鸡肉丁，再将碗放入蒸锅中，蒸 15 分钟即可。

扫一扫!

小提醒

多吃蛋黄
可预防夜盲症

蛋黄的营养价值高，内含较多的维生素A、维生素D和维生素B_2，可预防宝宝罹患夜盲症。宝宝的消化功能发育还不完全，蛋黄一定要煮熟才能给小朋友吃。

鱼蛋饼

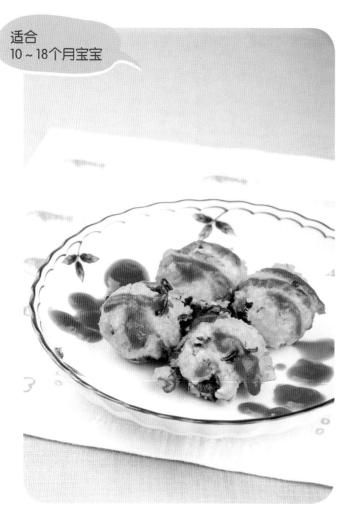

材料

鲜鱼 200 克
鸡蛋 1 个
葱末适量
番茄酱适量
食用油适量

做法

1 鲜鱼洗净，烫熟后去皮和刺，压碎；鸡蛋
打散，加入鱼肉、葱末搅拌均匀。

2 热油锅，将鱼蛋馅做成数个小圆饼状，放
入锅中炸至表面金黄，起锅后淋上番茄酱
即可。

扫一扫！

小提醒

减少油脂
也一样很美味

如果担心油炸过的东西较为
油腻，怕宝宝吃太油的话，也可
以用烘烤的方式，将表皮烤到金
黄酥脆，不但可以减少油脂的摄
取，也十分好吃。

舌合
0～18个月宝宝

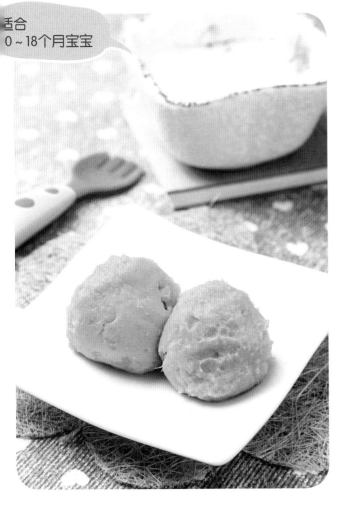

甜红薯丸子

材料

红薯 40 克
牛奶 25 毫升

做法

1 将红薯洗净、去皮，蒸熟后压成泥。
2 红薯泥中加入牛奶，搅拌均匀，揉成丸子
  状即可。

扫一扫!

小提醒

膳食纤维
刺激肠道蠕动

红薯含有大量膳食纤维，能
刺激肠道，增强蠕动，通便排
毒；其中所含的 β－胡萝卜素是
一种有效的抗氧化剂，有助于清
除体内的自由基。

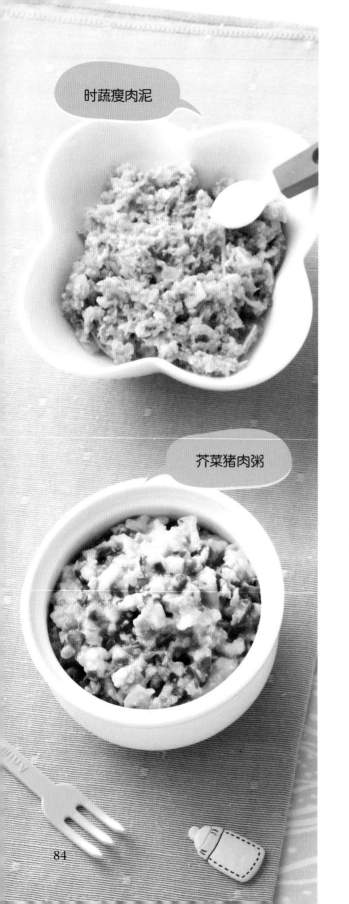

时蔬瘦肉泥

材料 瘦肉 20 克，包菜 10 克，洋葱 10 克，韭黄 10 克

做法
1 瘦肉剁碎；洋葱去皮、洗净，切碎；包菜、韭黄洗净。
2 将瘦肉和洋葱放入电锅，蒸至熟软。
3 将包菜和韭黄放入滚水中，焯烫 1 分钟，再捞起沥干、切碎。
4 将所有食材全部放入搅拌机内搅拌均匀即可。

芥菜猪肉粥

材料 白米饭 40 克，芥菜 20 克，猪绞肉 50 克，高汤 100 毫升

做法
1 芥菜洗净，放入滚水中焯烫 1 分钟后捞起、切碎；猪绞肉放入滚水中汆烫 3 分钟，去除杂质与腥味。
2 将芥菜、猪绞肉与白米饭、高汤一同放入锅中，炖煮 5 ~ 8 分钟即可。

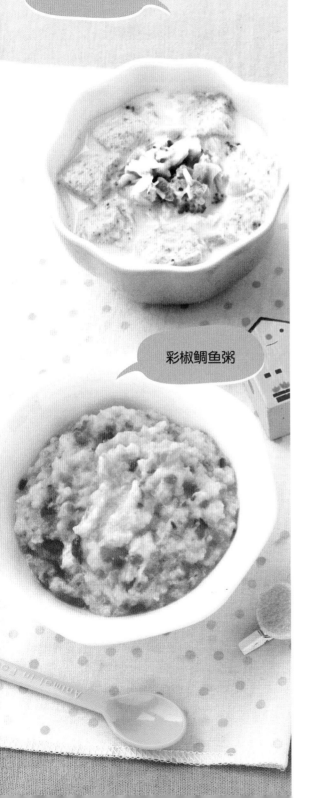

鲷鱼吐司浓汤

彩椒鲷鱼粥

鲷鱼吐司浓汤

材料 鲷鱼 20 克，吐司 1 片，西蓝花 10 克，配方奶 30 毫升，蔬菜高汤适量

做法
1 西蓝花洗净，放入滚水中焯烫 2 ~ 3 分钟；吐司去边，切丁；鲷鱼洗净。
2 锅中放入蔬菜高汤煮滚后，加入西蓝花、鲷鱼、吐司一同炖煮 10 分钟，再倒入配方奶，搅拌至汤汁呈浓稠状即可。

彩椒鲷鱼粥

材料 白米饭 40 克，甜椒 20 克，鲷鱼 50 克，洋葱 10 克，高汤适量

做法
1 甜椒洗净，去蒂和籽，切碎；洋葱洗净，去皮后切碎；鲷鱼洗净。
2 锅中放入高汤煮滚后，加入其他所有食材一同炖煮 20 分钟，再放入搅拌机中均匀搅拌即可。

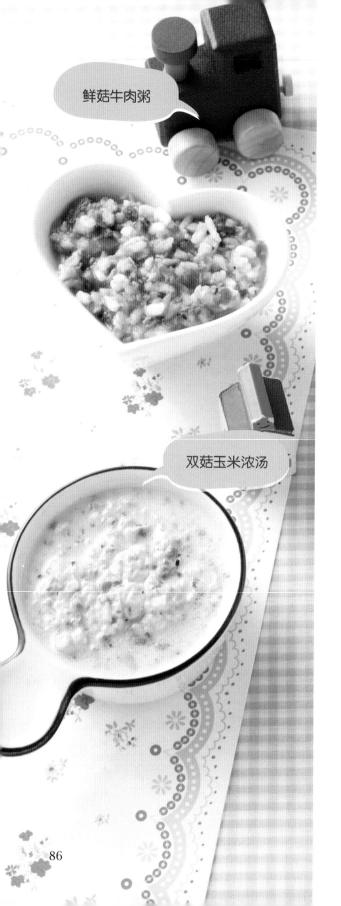

鲜菇牛肉粥

双菇玉米浓汤

鲜菇牛肉粥

材料　白米饭 30 克，鸿喜菇 10 克，鲜香菇 10 克，杏鲍菇 10 克，黄豆芽 10 克，胡萝卜 10 克，牛肉 20 克，高汤适量

做法

1　黄豆芽洗净，去根；胡萝卜洗净、去皮，切丁；所有菇类洗净。

2　将所有菇类与黄豆芽、胡萝卜煮熟后捞起，放入搅拌机中打碎。

3　锅中放入高汤与牛肉煮滚，加入白米饭后用小火炖煮至浓稠，再加入打碎的食材，续煮 5 分钟即可。

双菇玉米浓汤

材料　蘑菇 2 朵，鸿喜菇 20 克，玉米粒 10 克，胡萝卜 5 克，洋葱 5 克，土豆 10 克，配方奶（或母乳）150 毫升

做法

1　蘑菇、鸿喜菇、玉米洗净后切碎；胡萝卜、土豆和洋葱洗净、去皮，切块。

2　所有食材一同放入电锅中蒸至熟软，再倒入搅拌机中，加入配方奶一同搅打均匀，最后倒入锅中用小火炖煮至沸腾即可。

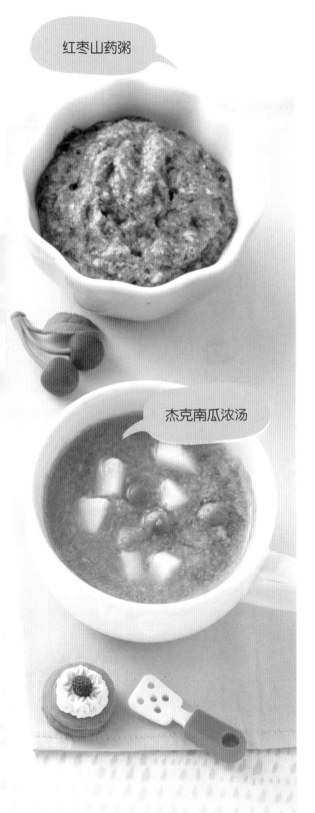

红枣山药粥

杰克南瓜浓汤

红枣山药粥

材料 白米饭 40 克，去籽红枣 2 颗，山药 20 克，菠菜 20 克，高汤 100 毫升

做法

1 山药洗净、去皮，磨成泥；去籽红枣洗净泡水，沥干切碎；菠菜洗净，放入滚水中焯烫 1 分钟后，捞起沥干、切碎。

2 将白米饭、高汤和红枣、山药、菠菜放入锅中，炖煮 5～8 分钟后，再放入搅拌机搅打均匀即可。

杰克南瓜浓汤

材料 南瓜 50 克，土豆 20 克，豌豆仁 10 克，洋葱 10 克，蔬菜高汤 100 毫升

做法

1 豌豆洗净去皮，放入水中煮滚后沥干切碎；南瓜洗净，去籽去皮，切丁；洋葱、土豆洗净，去皮切丁。

2 除高汤外所有食材放入电锅，外锅加 200 毫升水，蒸至熟软。

3 将所有蒸熟的食材放入锅中，加入高汤，用中小火煮滚即可。

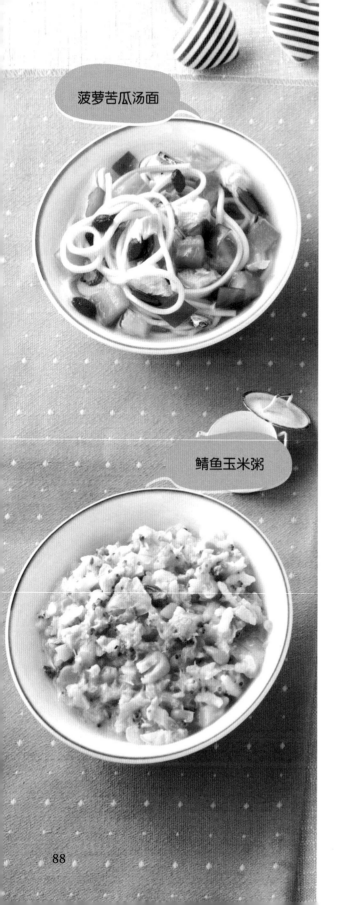

菠萝苦瓜汤面

鲭鱼玉米粥

菠萝苦瓜汤面

材料 面条 20 克，鸡胸肉 60 克，菠萝 1 片，苦瓜 3 片，海带 10 克，小鱼干 5 克，枸杞 5 克，高汤适量，盐少许，食用油适量

做法

1 菠萝切丁；苦瓜洗净，去籽、切丁；鸡胸肉放入滚水中余烫去血水，捞起切碎；面条煮熟后捞起，拌少许油备用；海带、小鱼干、枸杞洗净后剪碎。

2 锅中放入高汤和其他所有食材，用大火炖煮 30 分钟，将杂质捞出后放入煮熟的面条中即可。

鲭鱼玉米粥

材料 白米饭 40 克，鲭鱼 50 克，洋葱末 10 克，玉米末 10 克，西蓝花 20 克，高汤适量，姜末少许

做法

1 鲭鱼洗净、擦干水分；在滚水中放入姜末，加入鲭鱼煮 5 分钟后捞出去刺，用汤匙压碎鱼肉；西蓝花洗净，焯烫 1 分钟捞出切碎。

2 锅中加入高汤、白米饭与其他食材，煮至熟软后，放入搅拌机均匀打成泥即可。

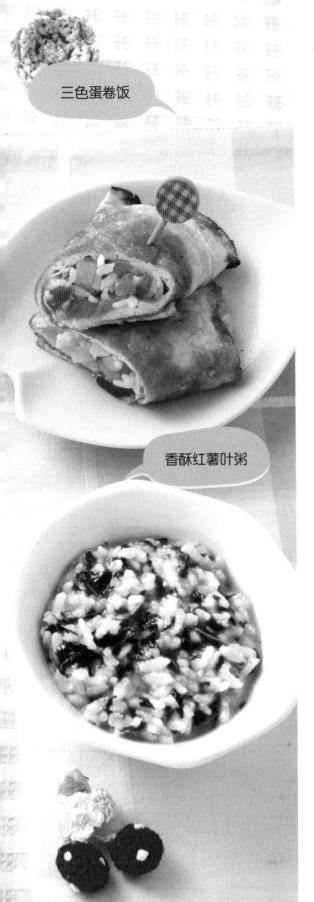

三色蛋卷饭

香酥红薯叶粥

三色蛋卷饭

材料 白米饭 40 克，水梨 50 克，西红柿 20 克，小黄瓜 20 克，蛋黄 1 个，牛奶（配方奶）少许，食用油适量

做法

1 水梨洗净，去皮后切碎；小黄瓜与西红柿洗净，切碎；蛋黄中加入牛奶搅拌均匀。

2 锅中放入少许油烧热，倒入蛋液，轻轻画圆制作成蛋饼皮，取出备用。

3 锅中再放入少许油烧热，将切碎的食材与白米饭一起入锅拌炒 5 分钟，最后再将炒料放在蛋饼皮上卷起来即可。

香酥红薯叶粥

材料 白米饭 40 克，红葱头 2 瓣，红薯叶 50 克，高汤适量，白芝麻少许，食用油适量

做法

1 红葱头去皮、切碎，放入锅内用少许油炒香；白芝麻捣碎；红薯叶取叶子部分，洗净后焯烫 1 分钟。

2 锅中放入白米饭与高汤炖煮 10 分钟，再放入红葱头与红薯叶，转大火煮 3 分钟后，最后撒上白芝麻即可。

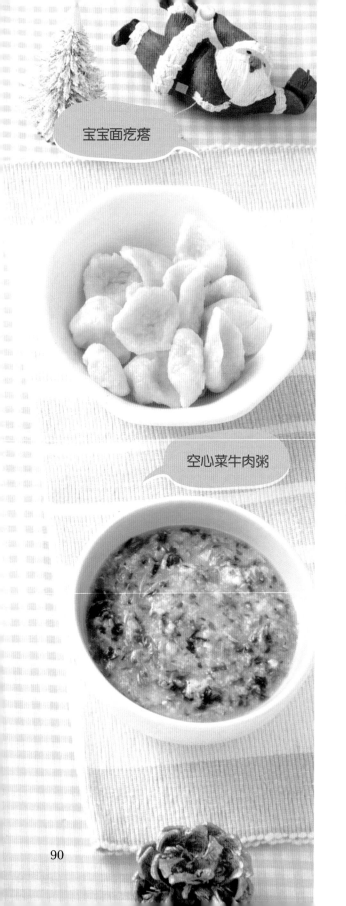

宝宝面疙瘩

宝宝面疙瘩

材料 土豆 200 克，鸡蛋 1 个，面粉 100 克，芝士 2 片

做法
1 土豆洗净、去皮，蒸熟后压成泥。
2 在土豆泥中加入鸡蛋打匀，再放入芝士、过筛的面粉一同搅拌均匀成面糊。
3 砧板上撒些许面粉，倒入面糊，揉成面团，揉成长形后，切成 2 厘米大小，再揉成圆形，放入滚水中煮熟即可。

空心菜牛肉粥

空心菜牛肉粥

材料 白米饭 40 克，牛肉丝 50 克，空心菜 40 克，高汤 200 毫升，枸杞少许

做法
1 枸杞洗净，放入热水泡开；空心菜洗净，放入滚水中焯烫 1 分钟，捞起沥干后切碎；牛肉丝洗净，放入滚水中氽烫，再放入搅拌机中打碎。
2 将牛肉丝、空心菜、枸杞、白米饭与高汤放入锅内，一起炖煮 8 ~ 10 分钟后即可。

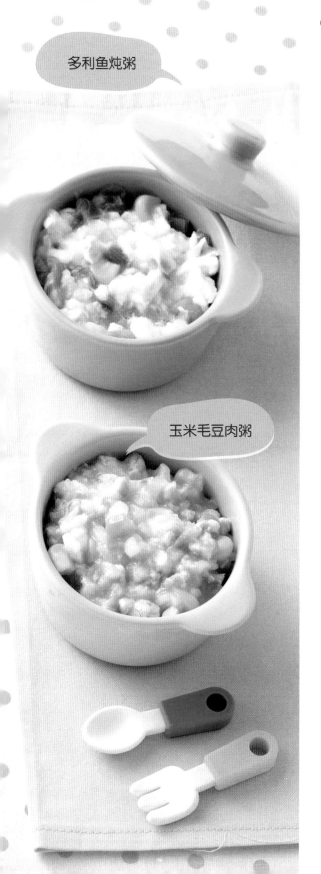

多利鱼炖粥

玉米毛豆肉粥

多利鱼炖粥

材料 白米饭 40 克，多利鱼 50 克，西红柿 25 克，青椒 20 克，玉米 10 克，高汤 100 毫升

做法
1 多利鱼洗净，放入滚水中汆烫至熟，切碎；西红柿洗净，放入滚水中焯烫后去皮；青椒洗净，去籽后切碎；玉米洗净，用刀背压碎。
2 将白米饭、高汤与其他所有食材放入锅中，一同炖煮至软烂即可。

玉米毛豆肉粥

材料 白米饭 40 克，肉末 30 克，玉米 10 克，毛豆 20 克，高汤 100 毫升

做法
1 玉米、毛豆洗净，放入滚水中焯烫 1 分钟后捞起，放入搅拌机中打匀。
2 锅中放入白米饭、高汤与其他所有食材，一同炖煮至熟即可。

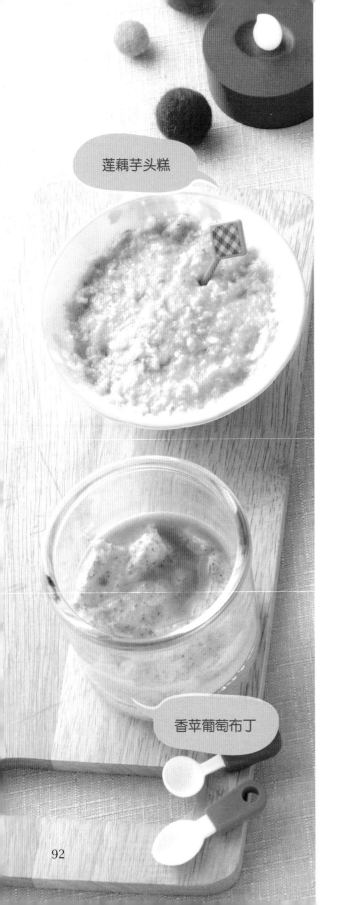

莲藕芋头糕

香苹葡萄布丁

莲藕芋头糕

材料 莲藕 50 克，芋头 100 克，白米 150 克

做法

1 将白米洗净、泡水，放入冰箱冷藏一晚；芋头与莲藕洗净，去皮、刨丝，放入电锅中，外锅加 200 毫升水，蒸至熟软。

2 将白米放入搅拌机内，再放入适量水打成米浆后，用筛网过滤取汁。

3 将芋头丝与莲藕丝加入米浆中，放入电锅，外锅加 500 毫升的水，蒸至熟软即可。

香苹葡萄布丁

材料 苹果 100 克，吐司 2 片，蛋黄 1 个，葡萄适量

做法

1 葡萄洗净；苹果洗净、去皮，切丁；吐司去边后切丁。

2 将葡萄和苹果一同放入搅拌机中搅打，并过筛取其汁，备用。

3 将吐司与蛋黄放入锅中搅拌均匀，再放入电锅中，外锅加 200 毫升清水，蒸至熟软后，再淋上果汁即可。

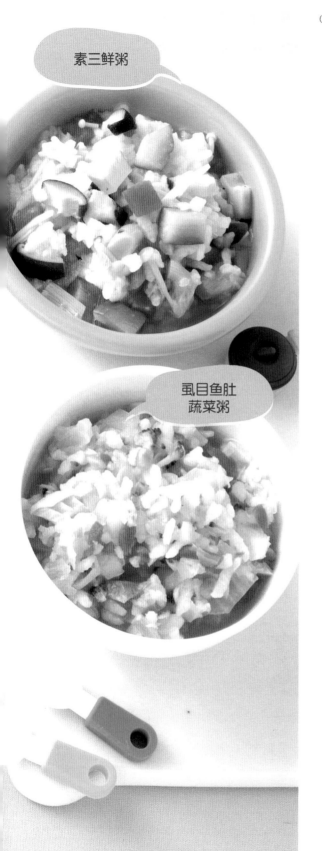

素三鲜粥

虱目鱼肚
蔬菜粥

素三鲜粥

材料 白米饭 40 克，胡萝卜 20 克，鲜香菇 10 克，金针菇 10 克，秀珍菇 10 克，小黄瓜 20 克，高汤适量，盐少许

做法
1 胡萝卜洗净、去皮，切细丁；所有菇类洗净后切碎；小黄瓜洗净，切细丁。
2 锅中放入高汤、白米饭和其他所有的食材，炖煮 20 分钟后，再放入盐调味即完成。

虱目鱼肚蔬菜粥

材料 白米饭 40 克，无刺虱目鱼肚 30 克，包菜 20 克，姜 5 克，胡萝卜 10 克，洋葱 10 克，西蓝花 10 克，高汤适量

做法
1 将无刺虱目鱼肚洗净；胡萝卜、洋葱、姜洗净，去皮后切丁；包菜、西蓝花洗净。
2 锅中放入白米饭、高汤和其他所有食材，一同放入电锅中，外锅加 200 毫升水，蒸至熟软后，放入搅拌机均匀打成泥即可。

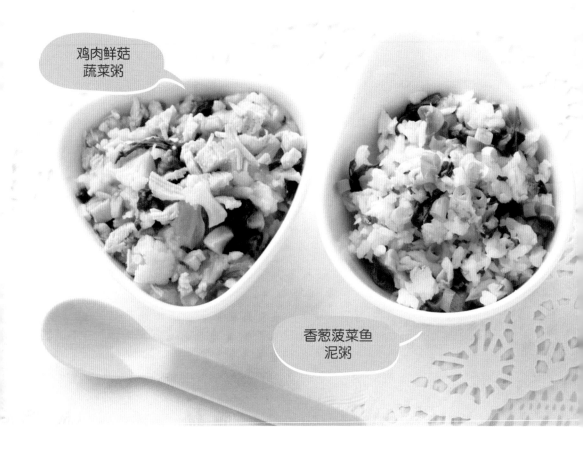

鸡肉鲜菇
蔬菜粥

香葱菠菜鱼
泥粥

鸡肉鲜菇蔬菜粥

材料　白米饭 40 克，鸡肉 50 克，花菜 20 克，菠菜 10 克，蘑菇 5 克，高汤 200 毫升

做法
1 花菜、菠菜、蘑菇洗净，放入滚水中焯烫 1 分钟，捞起沥干后切碎；鸡肉洗净，切碎后放入滚水中汆烫 5 分钟。
2 锅中放入高汤、白米饭以及其他所有食材炖煮 8～10 分钟即可。

香葱菠菜鱼泥粥

材料　白米饭 40 克，鲷鱼 20 克，葱 5 克，菠菜 20 克，蘑菇 10 克，高汤 150 毫升

做法
1 蘑菇洗净，切碎；菠菜与葱洗净，放入滚水中焯烫 1 分钟，捞起、沥干后切碎；鲷鱼洗净，去皮和刺。
2 所有处理好的食材和白米饭、高汤一同放入电锅中，蒸至熟软即可。

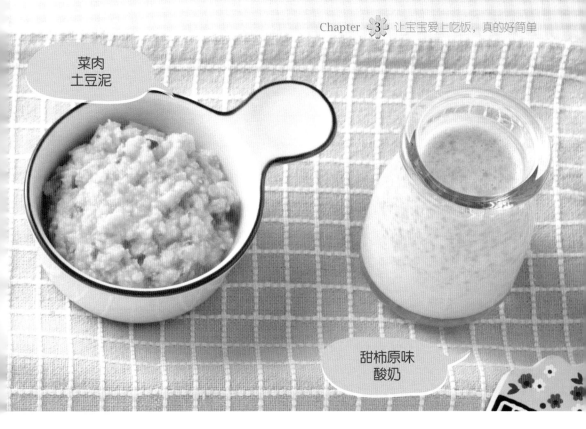

菜肉
土豆泥

甜柿原味
酸奶

菜肉土豆泥

材料 绿豆芽 15 克，甜椒 10 克，土豆
30 克，猪绞肉 10 克

做法
1 绿豆芽去根后洗净、甜椒洗净
去籽，一起放入滚水中烫熟后
捞起；猪绞肉洗净，放入滚水
中烫去血水后捞起；土豆洗净，
去皮后切块。

2 将猪绞肉和土豆一同放入电锅
内，外锅加 200 毫升水，蒸至
熟软。

3 最后将所有食材放入搅拌机中
均匀打成泥即可。

甜柿原味酸奶

材料 甜柿 10 克，原味酸奶 60 克

做法
1 甜柿洗净，去蒂和皮，磨成泥。
2 在酸奶中拌入甜柿泥即可。

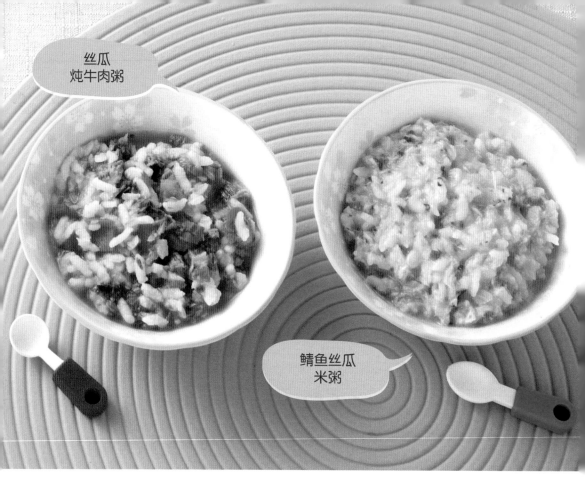

丝瓜炖牛肉粥

鲭鱼丝瓜米粥

丝瓜炖牛肉粥

材料 白米饭 40 克，丝瓜 20 克，牛肉 30 克，胡萝卜 15 克，洋葱 10 克，玉米 10 克，姜 2 克，高汤适量

做法
1 丝瓜、姜洗净，去皮后切丁；玉米、牛肉洗净后切碎；洋葱、胡萝卜洗净，去皮后切碎。
2 将高汤、白米饭以及其他所有食材放入电锅，外锅加 200 毫升水，蒸至熟软即可。

鲭鱼丝瓜米粥

材料 白米饭 40 克，丝瓜 10 克，鲭鱼 15 克，枸杞 3 克，高汤适量

做法
1 鲭鱼洗净，放入滚水中余烫，捞出后用汤匙压碎；枸杞洗净，泡温水 2 分钟，捞出后切碎；丝瓜洗净，去皮后切碎。
2 高汤、白米饭与其他所有食材一同放入电锅中，外锅加 200 毫升水，蒸至熟软即可。

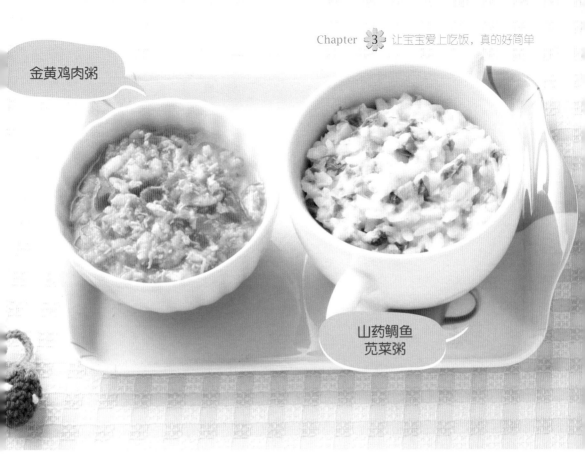

金黄鸡肉粥

山药鲷鱼苋菜粥

金黄鸡肉粥

材料 白米饭 40 克，木瓜 50 克，鸡柳 30 克，高汤适量

做法
1 木瓜洗净，去皮后切丁；鸡柳洗净，切碎。
2 锅中放入高汤、白米饭和其他所有食材，炖煮 5 ~ 8 分钟即完成。

山药鲷鱼苋菜粥

材料 白米饭 40 克，山药 10 克，鲷鱼 50 克，姜 1 片，苋菜 30 克，高汤适量

做法
1 鲷鱼洗净，和姜片一同放入电锅中，外锅加 200 毫升水，蒸熟后取出鲷鱼捣碎。
2 苋菜洗净，放入滚水中焯烫 1 分钟，捞起沥干后切碎；山药洗净，去皮后切碎丁。
3 锅中放入高汤、白米饭、山药与捣碎的鲷鱼一同炖煮 8 ~ 10 分钟，最后放入苋菜，用大火熬煮 1 分钟即可。

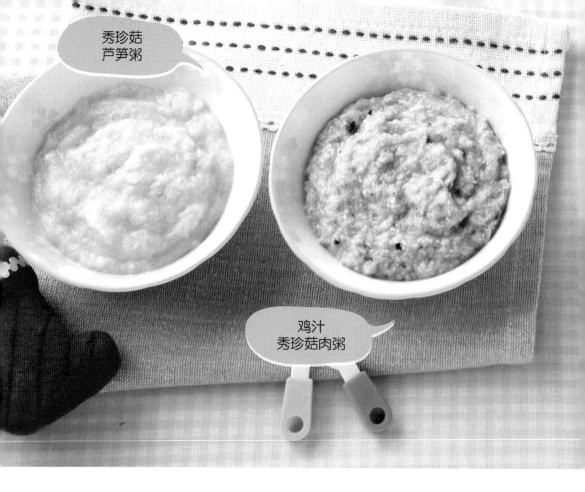

秀珍菇
芦笋粥

鸡汁
秀珍菇肉粥

秀珍菇芦笋粥

材料 白米饭 40 克，秀珍菇 50 克，芦笋 20 克，高汤 200 毫升

做法
1 秀珍菇洗净后切碎；芦笋洗净，放入滚水中汆烫 1 分钟后捞起。
2 将秀珍菇与芦笋放入搅拌机中搅碎后，再与白米饭、高汤一同放入锅中，炖煮 5 ~ 8 分钟即可。

鸡汁秀珍菇肉粥

材料 五谷米 40 克，秀珍菇 50 克，鸡胸肉 30 克，豌豆 10 克，玉米 10 克，高汤 200 毫升

做法
1 秀珍菇、豌豆、玉米洗净，切碎；鸡胸肉洗净，用滚水汆烫，捞出沥干后切细碎；五谷米洗净，浸泡 3 小时。
2 锅中放入高汤、五谷米和其他所有食材，一同炖煮 10 分钟即完成。

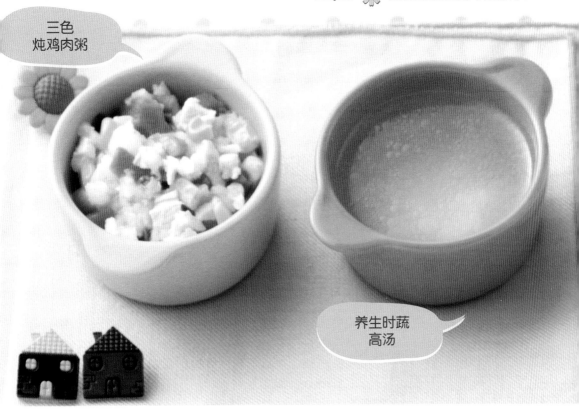

三色
炖鸡肉粥

养生时蔬
高汤

三色炖鸡肉粥

材料 白米饭 40 克，青椒 20 克，胡萝卜 10 克，玉米 10 克，鸡肉 50 克，高汤 100 毫升

做法
1 青椒洗净，去籽后切碎；胡萝卜洗净，去皮后切碎；玉米洗净，用刀背压碎；鸡肉洗净、切碎，放入滚水中煮熟，捞出备用。
2 锅中放入白米饭、高汤以及其他所有食材，一同炖煮至软烂即可。

养生时蔬高汤

材料 玉米 1 个，洋葱 50 克，包菜 5 片，大白菜 3 片，胡萝卜 50 克，西红柿 50 克，鸡骨架 1 副，葱 20 克

做法
1 叶菜类洗净；胡萝卜、洋葱洗净，去皮；西红柿、玉米洗净；鸡骨架洗净。
2 锅中加 1800 毫升水，放入所有食材，炖煮 40 分钟后，关火并盖上锅盖，待凉后将所有食材用筛网过滤，便可分装高汤，以冷藏或冷冻方式保存。

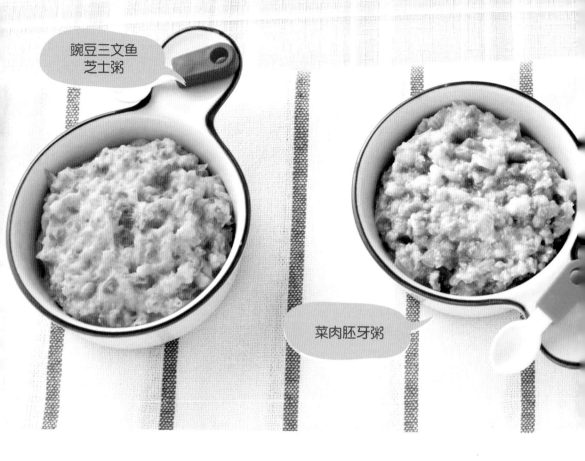

豌豆三文鱼芝士粥

菜肉胚牙粥

豌豆三文鱼芝士粥 菜肉胚牙粥

材料 白米饭 40 克，三文鱼 20 克，豌豆 10 克，胡萝卜 10 克，姜 2 片，高汤 100 毫升，芝士适量

做法
1 豌豆洗净，沥干后切碎；胡萝卜洗净，去皮后切丁；三文鱼洗净，和姜片一同放入电锅中，外锅加 200 毫升水，蒸至熟软后，去皮和刺。
2 锅中放入高汤、白米饭及其他所有食材，用中小火炖煮 8 ～ 10 分钟后即可。

材料 胚芽饭 40 克，猪绞肉 50 克，小白菜 20 克，豌豆 20 克，高汤 200 毫升

做法
1 豌豆、猪绞肉、小白菜洗净，切细碎，放入滚水中汆烫 3 分钟，捞起沥干，打成泥。
2 锅中放入高汤、胚芽饭和所有打成泥的食材，炖煮 20 分钟即可。

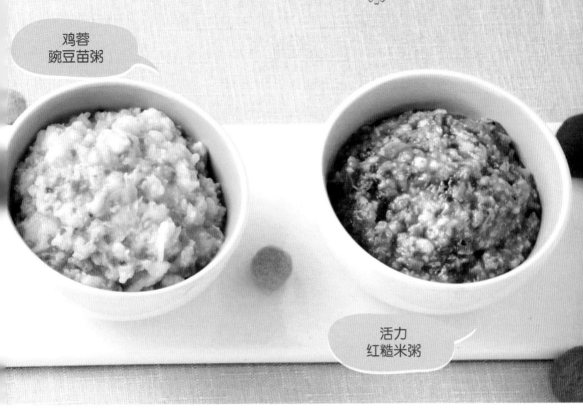

鸡蓉
豌豆苗粥

活力
红糙米粥

鸡蓉豌豆苗粥

材料 白米饭 40 克，豌豆苗 20 克，鸡
胸肉 30 克，甜椒 10 克，高汤 200
毫升

做法
1 甜椒洗净、去籽，切细碎；鸡
胸肉洗净，放入滚水中氽烫，
捞起后切碎；豌豆苗洗净，放
入滚水中焯烫 1 分钟，捞起沥
干后切碎。

2 锅中放入高汤、白米饭与其他所
有食材，用小火炖煮 10 分钟即
完成。

活力红糙米粥

材料 糙米 10 克，白米 10 克，红凤菜
20 克，胡萝卜 20 克

做法
1 糙米与白米洗净，放入内锅，
加 1000 毫升水，再放入电锅
中，外锅加 200 毫升水。

2 胡萝卜洗净，切块，一同入电
锅蒸至熟软；红凤菜洗净，焯
烫后沥干、切碎。

3 将所有食材放入搅拌机中打成
泥即可。

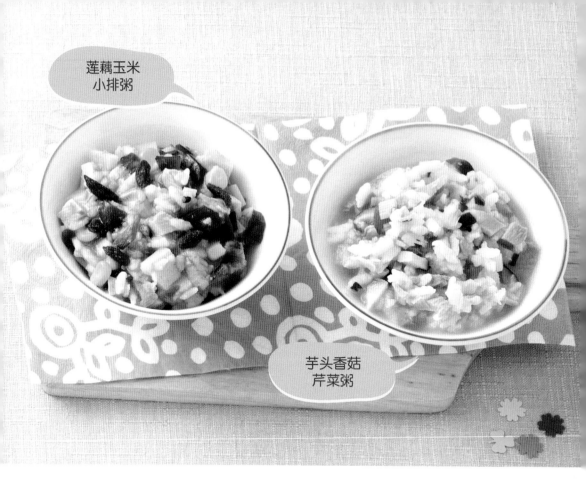

莲藕玉米小排粥

芋头香菇芹菜粥

莲藕玉米小排粥

材料 胚芽米 40 克，莲藕 150 克，玉米 50 克，枸杞 5 克，木耳 30 克，猪小排 200 克，高汤适量，姜片少许

做法

1 胚芽米洗净，泡水浸软；莲藕洗净，去皮后切丁；玉米洗净，煮熟后切成玉米碎粒；木耳洗净，切细碎；枸杞洗净，用水泡开后沥干，切碎；猪小排汆烫至熟。

2 将所有食材放入锅中，炖煮至软烂后，拿起姜片，将其余食材放入搅拌机中打成泥即可。

芋头香菇芹菜粥

材料 白米饭 40 克，芋头 50 克，胡萝卜 15 克，鲜香菇 10 克，芹菜 10 克，肉丝 20 克，高汤适量，食用油适量

做法

1 芋头、胡萝卜洗净，去皮后切小丁；香菇洗净，去蒂后切小丁；芹菜洗净，保留叶子部分，切碎；肉丝洗净，沥干后切碎。

2 锅内放油烧热，加入香菇、胡萝卜与肉丝略炒至变色后，再放入芋头、白米饭、芹菜与高汤一起炖煮 15 ~ 20 分钟，煮至芋头软烂即可。

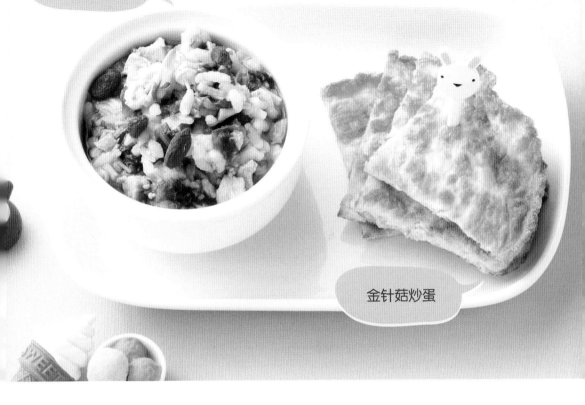

芝麻叶鸡蓉粥

金针菇炒蛋

芝麻叶鸡蓉粥

材料 白米饭 40 克，鸡胸肉 20 克，芝麻叶 30 克，金针菇 30 克，高汤适量，枸杞少许

做法
1 枸杞洗净后用温水泡开；芝麻叶洗净，放入滚水中焯烫 1 分钟，捞起后切碎；鸡胸肉放入滚水中汆烫去血水，捞起后切碎；金针菇洗净，去根部，切碎，备用。

2 锅中放入高汤、白米饭与其他所有食材，一同炖煮 10 ～ 15 分钟后即可。

金针菇炒蛋

材料 金针菇 50 克，鸡蛋 1 个，食用油适量

做法
1 金针菇洗净，去根部，切碎。
2 将鸡蛋打散，放入金针菇一同搅拌。
3 锅中放少许油，再倒入拌好的食材，将两面煎熟即可。

10 ~ 18 个月宝宝
不能吃的禁忌食物

这个时期的宝宝可以吃的食材越来越多，但仍然有一些食物是不可以吃的，请爸爸妈妈在准备给宝宝吃的正餐或点心时，要特别留意这些食物。

忌 罐头

在制作罐头时，为了防止腐烂，会加入很多盐类和防腐剂，这些物质对婴幼儿的身体健康有极大危害，还会影响其智力发育。

忌 烧烤

婴幼儿正处于生长发育的旺盛阶段，肝脏的解毒功能比较弱，吃烧烤很容易诱发多种疾病。

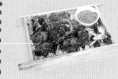

忌 白果

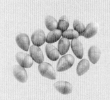

性平，味甘、苦涩，有小毒，婴幼儿切忌服食，以免食用后引起中毒。

忌 胡椒

性大热，味大辛，刺激性很强，婴幼儿切忌吃太多。

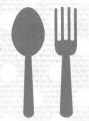

美味秘诀：
小小点心的诱惑

外面卖的蛋糕、饼干等点心，看起来虽然美味可口，但其中的糖分和不明添加物，总是让人吃了不安心，没有比亲自动手做点心更放心的了，自制低糖少油的点心，让宝宝开心吃。下面介绍适合做成点心给宝宝吃的天然甜味食材。

 樱桃

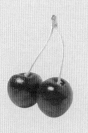

樱桃的含铁量高，可促进血红蛋白再生，防治幼儿的缺铁性贫血症。其中维生素C含量也高，可促进骨骼和牙齿的发育。

 包菜

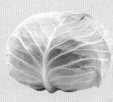

包菜是碱性食物，能够促进血液循环，还具有消炎、杀菌的作用，能够提高免疫力，预防感冒。

 南瓜

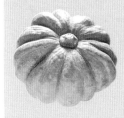

南瓜所含果胶可以保护胃肠道黏膜，加强胃肠蠕动，帮助食物消化；南瓜中还含有丰富的锌，是促进成长发育的重要物质。

 蛋黄

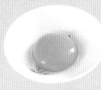

蛋黄中含有丰富的蛋白质、脂肪，包括中性脂肪、卵磷脂、胆固醇等，是婴幼儿生长发育必需的物质。

蔬菜蛋卷

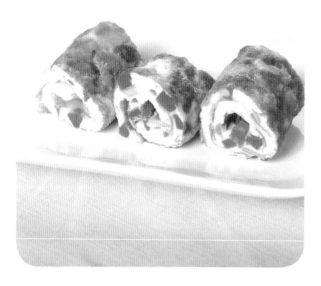

材料

蛋黄 1 个
胡萝卜 20 克
包菜 1 片
食用油适量

做法

1 包菜洗净、切丁；胡萝卜洗净，去皮后切丁；蛋黄打散。

2 将包菜、胡萝卜放入滚水中焯烫，烫熟后捞起沥干备用。

3 蛋液中加入烫熟的食材，搅拌均匀。

4 锅中放少许油，倒入混合好的蛋液，煎成蛋卷即可。

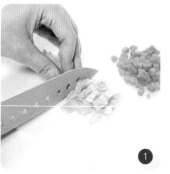

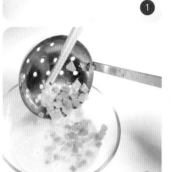

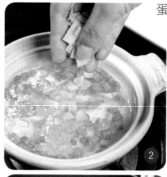

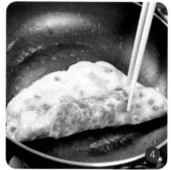

小提醒

自然甜
对宝宝最好

许多食材都有天然的甜味，将这些食材烹调成料理，不但吃起来可口，也不需要再添加多余的调料。对宝宝来说，天然的甜味可以吸引他们对食物的兴趣，这些食材对身体也很好，爸爸妈妈更不用担心会养成宝宝重口味。

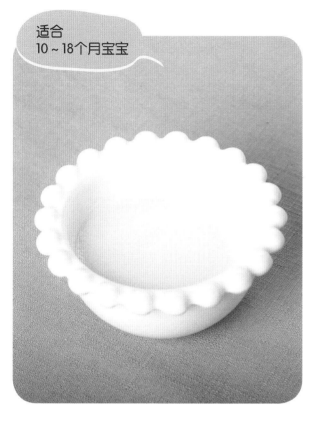

适合
10~18个月宝宝

蒸布丁

材料

蛋黄 1 个
配方奶 15 毫升
白糖少许

做法

1 蛋黄打散，加入配方奶和白糖搅拌均匀。

2 将搅匀的蛋液用筛网过滤。

3 用牙签刺破蛋液表面的气泡。

4 将蛋液放入电锅中，外锅放 100 毫升水，蒸熟即可。

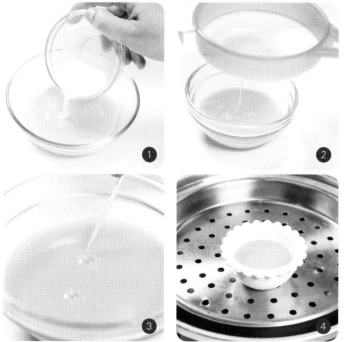

小提醒

蛋液一定要用筛网过滤

鸡蛋打散之后，会有透明的系带包含在其中，因此为了让布丁吃起来更为滑顺细致，搅拌均匀的蛋液一定要用筛网过滤。除了可以过滤掉系带外，如果打蛋的时候不小心将蛋壳打入，也可以用筛网过滤掉，只要过滤1~2次就可以了。

用轻口味饮食，养出孩子的好胃口

18 ~ 24 个月幼儿的低油低糖饮食

- 18 ~ 24 个月幼儿的营养照护
- 18 ~ 24 个月幼儿的低糖低油餐
- 18 ~ 24 个月幼儿不能吃的禁忌食物
- 美味秘诀：来自翻炒的香气

18个月后，孩子已经一岁半了，

和大人一样一日吃三餐。

但因为这个时期孩子的活动力较大，

可以在午餐和晚餐之间，让孩子吃点心，补充消耗的体力。

点心的准备学问大，要避免让孩子吃市售的零食，

亲手做低糖少油的点心，是最好的选择，

让孩子度过开心又美味的点心时光吧！

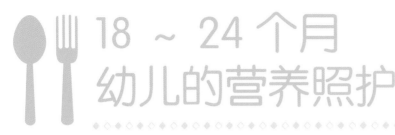

18 ～ 24 个月 幼儿的营养照护

幼儿的饮食关系到其成长发育的速度以及智力的发展，爸爸妈妈更要通过每日培养幼儿的饮食习惯，让幼儿学会独立吃饭，以及养成不挑食的好习惯。

各种营养均衡搭配

18～24个月的幼儿，是成长发育最快的年龄段之一。在这阶段，营养、平衡的膳食对他们而言十分重要。均衡的营养是健康的基础，而平衡的膳食是均衡营养的唯一途径。在平衡膳食中，营养均衡的搭配十分重要，可又常被一些家长所忽视，由于有些家长没有吃五谷杂粮类的习惯，孩子也很少吃到。

在饮食中均衡、适量地加入五谷杂粮类，可以弥补细粮中某些营养成分缺乏的不足，实现营养均衡全面。细粮的成分主要是淀粉、蛋白质、脂肪，维生素的含量相对较少，这是因为粮食加工得越精细，在加工的过程中维生素、无机盐和微量元素的损失就会越大，就会越容易导致营养缺乏症。比如维生素B_1缺乏时，会引起脚气病，会出现头痛、失眠等症状，严重时还会出现多发性神经炎，导致全身水肿、表情淡漠等。

幼儿良好的饮食习惯应包括各种营养食品的均衡搭配，其中五谷杂粮不可或缺。所以，在幼儿饮食中搭配一点五谷杂粮，不仅关系到他们现在的成长，还影响到以后的健康。

水果不能代替蔬菜

有些幼儿不爱吃蔬菜，妈妈在遇到这种情况后，就想用水果代替蔬菜，然而，从营养元素上来说，水果并不能代替蔬菜。蔬菜中富含的纤维，是保持排便通畅的主要营养之一，同时，蔬菜中所含的维生素、矿物质也是水果所不能替代的。因此，为了维持孩子的身体健康，蔬菜的摄取是必需的，如果不喜欢吃，妈妈可以用一些小方法，将蔬菜混合到孩子喜欢的菜肴中一起烹调。

勿让幼儿进食时"含饭"

有的幼儿吃饭时爱把饭菜含在口中，不嚼也不吞咽，俗称"含饭"。这种现象常发生在婴幼儿期，最大可达6岁，多见于女孩，以家长喂饭者为多见。发生原因是家长没有从小让幼儿养成良好的饮食习惯，不按时添加辅食，幼儿没有机会训练咀嚼能力。

这样的幼儿常因吃饭过慢、过少，得不到足够营养素，导致生长迟缓。家长只能耐心地教育，慢慢训练，可让孩子与其他幼儿同时进餐，模仿其他幼儿的咀嚼动作，随着年龄的增长慢慢进行矫正。

禁止喂食"汤泡饭"

有些父母认为汤水中营养丰富，而且还能使饭更软一点，容易消化，因此，常喂食汤泡饭。其实，这样的喂食方法有很多弊端。首先，汤里的营养不到10%，而且，大量汤液进入胃部，会稀释胃酸，影响消化吸收。其次，长期使用汤泡饭，会养成囫囵吞枣的饮食习惯，影响咀嚼能力的发展，养成不良的饮食习惯和生活习惯，还会增加胃的负担，可能会从小就罹患胃病。最后，汤泡饭很容易使汤液和米粒呛入气管，造成危险。

另外，吃饭时，边吃边喝水或果汁、牛奶等，也是很不好的习惯，所达到的效果和汤泡饭一样，影响消化液分泌，冲淡胃液的酸度，导致消化不良。加上脾胃发育相对太弱，免疫细胞功能降低，长期下去，不但影响饭量，还会伤及身体。

宜食的健脑益智食材

1.鱼肉

鱼肉不仅味道鲜美而且还含有丰富的蛋白质、脂肪、维生素A、维生素B$_1$、钙、磷、烟碱酸，以及其他人体所需的矿物质等营养素。这些营养素是构成脑细胞，提高脑功能的重要物质。另外，海鱼中还含有DHA，是人脑中不可缺少的物质，多吃鲜鱼，特别是海鱼，对智力发育很有帮助。

2.核桃

核桃是健脑佳品，其中含有丰富的磷脂和不饱和脂肪酸，经常食用，可以获得足够的亚麻酸和亚油酸。这些脂肪酸不仅可以补充身体发育所需的营养，还能促进大脑发育，提高大脑活动的功能。

3.花生

花生中的谷氨酸和天门冬氨酸能促进脑细胞的发育，有助增强记忆力，是益智健脑的好食材。

4.鸡蛋

鸡蛋中含有丰富的卵磷脂，能够促进大脑神经系统的发育，提高大脑注意力。鸡蛋还含有丰富的蛋白质和脂肪等其他营养素，是生长发育必不可少的物质，能促进骨骼和肌肉的发育。蛋黄含铁量丰富，能预防贫血，维持大脑的供氧量。

5.黄花菜

黄花菜被称为"健脑菜"，含有丰富的蛋白质、钙、铁和维生素C、β-胡萝卜素、脂肪等。这些都是人体必需的营养素和促进大脑新陈代谢必需的物质，所以食用金针可健脑益智，增强记忆力。

6.鸡肉

鸡肉的蛋白质含量较高，且含有丰富的维生素A、维生素B$_1$、维生素B$_2$、维生素C等营养素，对大脑神经系统的发育有促进作用，有助生长和智力发育。

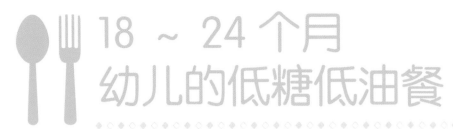

18 ~ 24 个月
幼儿的低糖低油餐

此时幼儿可以吃的东西很多，营养摄取主要来自于各种新鲜的天然食材，但还不能跟大人吃一样的餐点。在准备幼儿餐时，要特别注意营养的均衡及调味的控制。

18~24个月幼儿的营养补给

18个月后，幼儿的肠胃消化、吸收功能得到进一步的发展，免疫力提高，五谷、蔬菜、肉类等食物逐渐成为主食。这一阶段是大脑和身体发育的关键期，如果营养不足或营养失衡，会严重影响幼儿脑部组织和身体的生长发育。

提供营养均衡的幼儿餐是这阶段的主要特点，因此在制作幼儿餐的时候，一定要考虑到一天所应摄取的营养素是否有均衡列入幼儿菜单中。

18~24个月幼儿的进食安排

此阶段进食分早、中、晚三餐和午前点心、午后点心。早餐时间7：00左右，可食用婴儿奶粉、豆浆、馒头、面包等；午餐时间12：00左右，可食用软饭、碎肉、鱼肉、碎菜、汤等；晚餐时间18：00左右，可食用蔬菜、瘦肉、面条等。9：00~10：00时，可以吃些水果；14：00~15：00时，可以吃些饼干糕点等食物，以补充身体消耗的能量。如果早上起得晚的孩子，可以不用吃午前点心，但仍应固定三餐的时间，只吃一次点心即可。

18~24个月幼儿的食量

这个阶段，大部分的营养由幼儿餐提供，因活动量越来越大，妈妈在喂食幼儿餐时，需要增加饮食量，在维持每天进食3次幼儿餐的基础上，每次的幼儿餐量至少达到120克。在进食幼儿餐后，如果能再喂食120~160毫升的母乳或牛奶，可以维持到下一次的进餐时间，如果只是单纯进食幼儿餐的话，在下一个进餐点之前，妈妈必须准备一些零食，以确保在下一个幼儿餐前孩子不会感到饥饿。

食物要更加多样化

这一阶段，之前很多要小心吃的食材，现在基本上都可以吃了，如蛋白、鲜鱼、牛奶、西红柿等。在选择这些材料时，妈妈最好每次选择一种或两种，一次不要增加太多，确认没有不良反应后再考虑是否加量。

不同类别的食物所补充的营养都有各自的重要性，没有任何一种食物可以完全满足生长发育的营养需求，因此，妈妈在制订食谱、制作食物的时候，需要将各种类别的食材进行均衡搭配，以补充身体必需的营养素。

幼儿零食的挑选

给幼儿加餐最好定时，一般在两餐之间最好，睡前也可给幼儿喝些优酪乳或吃一些水果，但最好不要给孩子吃太多饼干或其他甜食，否则对胃和牙齿都不好。如何在"形形色色"的零食中给孩子挑选比较营养的零食呢？给幼儿的零食首先要选择适当，既要有水果类、瓜类，也要有坚果类、糖类和水产品类，这样营养才能得以全面平衡。其次，零食量宜少，一次不可吃太多，以防影响正常的饮食。

1.乳制品

各种乳制品（如优酪乳、纯牛奶、乳酪等）含有优质的蛋白质、脂肪、糖、钙等营养素，因此应保证幼儿每天食用。优酪乳、乳酪可作为下午点心，牛奶可在早上和睡前食用。

2.糕点

包括饼干、蛋糕、面包等，含蛋白质、脂肪、糖分等。糕点可作为幼儿下午吃的点心，以补充热量，但不能把糕点作为主食，尤其是不能在饭前吃。

香蕉蛋糕

材料 香蕉 40 克，海绵蛋糕 30 克，蛋黄末 10 克，配方奶粉 15 克

做法
1 香蕉去皮，磨成泥后，加入蛋黄末和奶粉混合均匀，再用筛网过滤；海绵蛋糕剁碎。
2 将所有食材混合拌匀，倒入凹型模具中，放入烤箱烤熟即可。

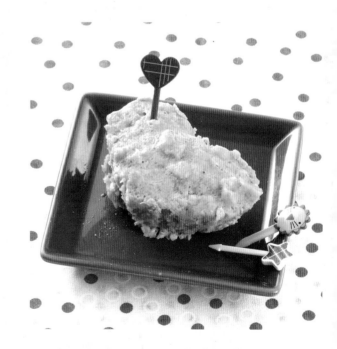

适合做糕点的水果

有很多水果都适合做成糕点，像是草莓、西洋梨、苹果、香蕉、桃子等，要注意的是，如果使用的水果原本甜分就比较高，则不需要再添加过多的糖。

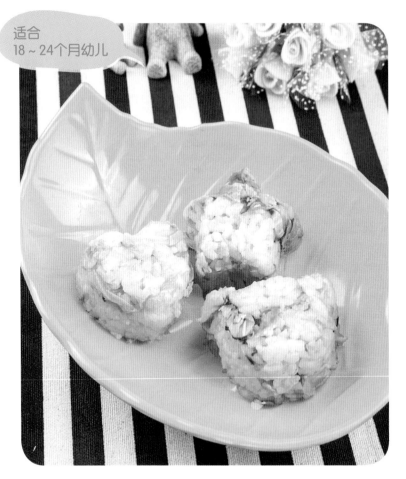

小饭团

材料

白米饭 100 克
三文鱼肉 10 克
鸡蛋半个
包菜 1 小片
食用油适量

做法

1 将三文鱼肉洗净，煎熟后去鱼皮、鱼刺，捣碎; 包菜洗净，切细丝; 鸡蛋打散成蛋液，备用。

2 热锅中加入少许油，放入打散的蛋液、包菜丝和白米饭，炒熟后加入三文鱼肉搅拌均匀。

3 将炒饭放入模型中，压出形状即可。

扫一扫!

小提醒

冲过冷水
模型不易粘黏

模型可先用冷水冲过，再放入米饭，这样米饭较不易粘黏模型。建议使用开水，不要用生水冲，否则孩子吃了可能会拉肚子，要特别注意。

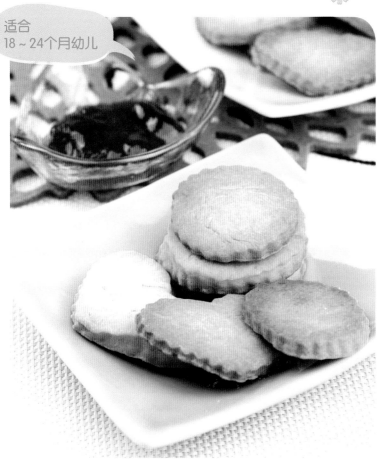

适合
18～24个月幼儿

小饼干

材料

低筋面粉 240 克
奶油 100 克
白糖 55 克
鸡蛋 1 个
盐适量

做法

1 奶油隔水加热后，加入白糖搅匀，再打入鸡蛋拌匀。

2 加入低筋面粉、盐和适量水后揉匀，再将面团擀平，用饼干模型押出造型。

3 烤箱预热，放入 160℃的烤箱中，烤 18 分钟左右即可。

扫一扫!

小提醒

铺烘焙纸，
饼干不粘烤盘

烤饼干的时候，可以在烤盘上铺一层烘焙纸，较不易粘盘，方便取出饼干。此外，饼干一定要放凉后，才可以食用，以免烫口或不够酥脆。

鸡肉沙拉

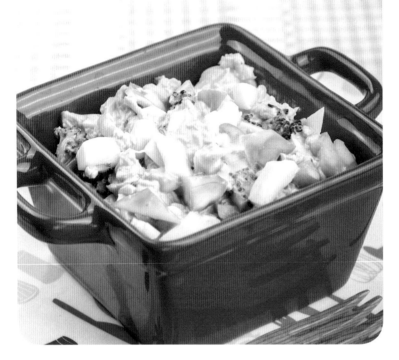

材料

鸡胸肉 100 克
鸡蛋 1 个
西蓝花适量
沙拉酱适量
番茄酱适量

做法

1 将鸡胸肉洗净，余烫后切碎；鸡蛋放入滚水中煮熟后去壳，切碎；西蓝花洗净，烫熟后切碎。

2 将沙拉酱和番茄酱拌匀，制成酱料。

3 将鸡肉末、鸡蛋、西蓝花放在大碗中，再淋上酱料，拌匀即可。

扫一扫！

小提醒

沙拉酱料
不可添加太多

给孩子吃的沙拉，切记不要使用太多，尽量保留食材的原味。也可以改用没加糖的原味酸奶酱来代替沙拉酱，较为健康且一样美味。

适合
18～24个月幼儿

罗宋汤

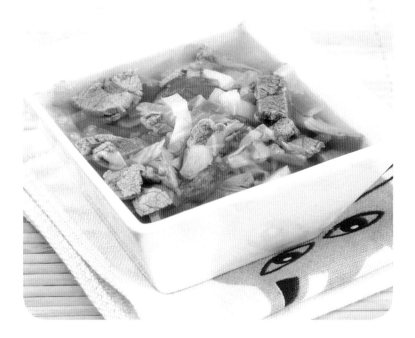

材料

牛肉片 300 克
胡萝卜 30 克
土豆 50 克
洋葱 50 克
包菜 100 克
西红柿 50 克
高汤 500 毫升

做法

1 胡萝卜、土豆、洋葱洗净，去皮后切丁；
西红柿洗净，切丁；包菜洗净，切丝。

2 牛肉片汆烫后捞出，切成小块。

3 将胡萝卜、土豆、洋葱、西红柿、包菜放
入锅中，加入高汤，熬煮 30 分钟。

4 最后加入牛肉，煮熟即可。

扫一扫！

小提醒

蔬菜不可
长时间的烹调

罗宋汤的味道酸酸甜
甜，孩子的接受度很高，且
含多种蔬果，营养均衡。要
注易蔬菜的烹煮时间不可过
长，否则很容易流失其中的
营养素。

黑白双菇牛肉饭

材料 白米饭 40 克，牛肉薄片 15 克，秀珍菇 30 克，舞菇 30 克，葱 10 克，蒜头 2 瓣，青椒 20 克，橄榄油少许，盐少许

做法
1 秀珍菇、舞菇、葱洗净，切碎；青椒洗净，去籽、切碎；蒜头洗净，去皮、切碎；牛肉薄片洗净，切碎。
2 锅中加入橄榄油，爆香蒜头与葱，再加入其他所有材料，用大火快炒至熟即可。

小白菜三文鱼焗饭

材料 白米饭 40 克，小白菜 50 克，三文鱼 40 克，玉米 20 克，甜椒 10 克，蘑菇 10 克，姜 2 片，高汤 100 毫升，芝士适量

做法
1 小白菜、蘑菇、玉米洗净，焯烫后沥干切碎；三文鱼洗净，和姜片一起放入电锅中，蒸至熟软，再去掉刺和皮；甜椒洗净，去籽、切碎。
2 将白米饭、高汤和其他食材搅拌均匀，放入深盘中，铺上芝士，再放入烤箱内，用 180℃烤 20 分钟即可。

香橙牛肉炖饭

材料 白米饭 40 克，橙子 50 克，牛肉薄片 2 片，小黄瓜 30 克，甜椒 30 克，高汤 100 毫升，葱花少许，橄榄油少许

做法
1 橙子洗净，去皮和籽，切丁；小黄瓜洗净，切丁；甜椒洗净，去籽、切丁；牛肉薄片洗净，切丁。
2 起油锅，爆香葱花，放入牛肉、小黄瓜和甜椒快炒，倒入高汤、白米饭，炖煮至汤汁快收干时，放入橙子快炒 1 分钟即可。

豌豆核桃面疙瘩

材料 土豆面疙瘩 50 克，核桃 5 粒，豌豆 50 克，葱 10 克，蒜头 2 颗，橄榄油 10 毫升，盐少许

做法
1 将土豆面疙瘩放入滚水中，煮熟备用；豌豆洗净，沥干后切碎；核桃拍碎；葱洗净，切末；蒜头去皮，洗净后切碎。
2 平底锅内放入橄榄油，加入核桃、豌豆、葱末、蒜头食材，用中火拌炒，再倒入土豆面疙瘩与盐拌匀即可。

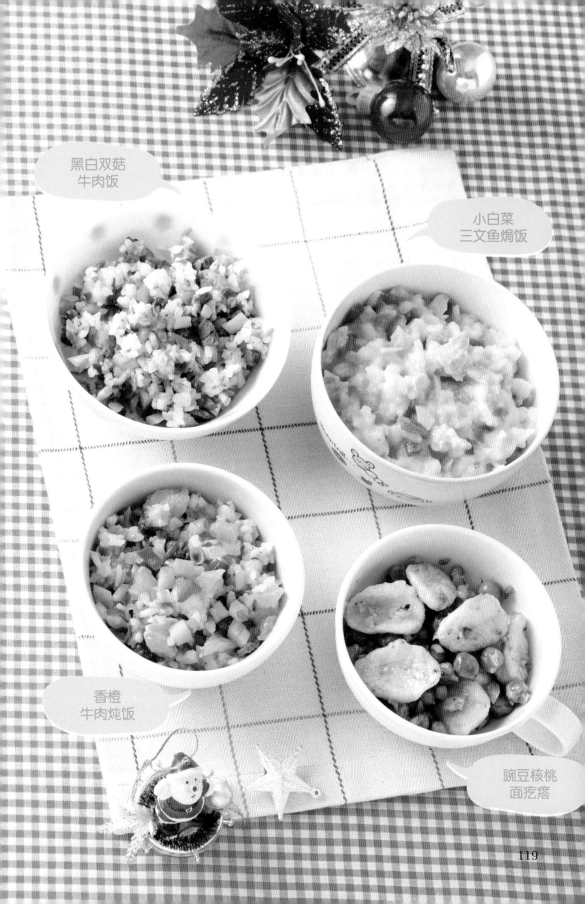

黑白双菇
牛肉饭

小白菜
三文鱼焗饭

香橙
牛肉炖饭

豌豆核桃
面疙瘩

119

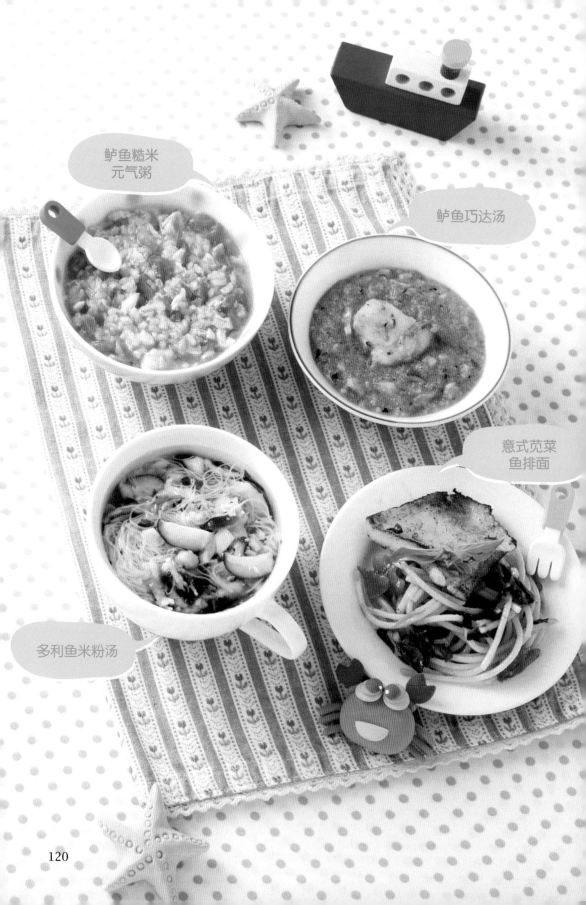

鲈鱼糙米
元气粥

鲈鱼巧达汤

意式苋菜
鱼排面

多利鱼米粉汤

鲈鱼糙米元气粥

材料 糙米 50 克，鲈鱼 50 克，胡萝卜 10 克，青豆仁 10 克，芝麻油 5 毫升，盐少许

做法
1 鲈鱼洗净，去皮和刺；胡萝卜洗净，去皮后切丁；青豆仁洗净，用汤匙压碎；糙米洗净，放入水中浸泡 12 小时。
2 锅中放入水和所有食材，放入电锅中，外锅加 200 毫升水，蒸至熟软，再加入盐与芝麻油搅拌均匀即可。

鲈鱼巧达汤

材料 糙米 30 克，鲈鱼 100 克，胡萝卜 50 克，洋葱 10 克，鸿喜菇 30 克，配方奶 100 毫升，高汤适量，橄榄油少许，香菜叶少许

做法
1 胡萝卜、洋葱洗净，去皮后切块，与洗净的糙米一同蒸至熟软；鸿喜菇洗净，切碎；鲈鱼洗净，去皮和刺；香菜叶洗净。
2 蒸熟的胡萝卜和洋葱放入搅拌机中，加入高汤，搅打成酱汁备用。
3 平底锅中放入橄榄油，将鱼煎熟，再放入剩下的食材煮至软烂即可。

多利鱼米粉汤

材料 细米粉 50 克，多利鱼 50 克，芋头 30 克，鲜香菇 1 朵，菠菜末 15 克，蔬菜高汤适量

做法
1 芋头洗净，去皮、刨丝，汆烫 1 分钟后捞起沥干；香菇洗净，切小片；米粉泡温水软化；多利鱼洗净，切小片。
2 锅中放入蔬菜高汤和米粉煮软，再放芋头、香菇和多利鱼，最后放入菠菜末煮滚即可。

意式苋菜鱼排面

材料 意大利面 50 克，多利鱼 150 克，圣女果 10 克，苋菜 50 克，罗勒 10 克，蒜末 5 克，无盐奶油 30 克，橄榄油少许

做法
1 意大利面煮熟后，加橄榄油拌匀以免粘住；圣女果、苋菜、罗勒洗净，切碎；多利鱼洗净，擦干。
2 锅中放入无盐奶油，将蒜末煎至金黄色，再放入鱼煎熟，最后放入圣女果、罗勒、适量水、意大利面和苋菜，待汤汁收干即可。

黄金芋泥肉丸子

材料 五谷饭 40 克，芋头 80 克，土豆 20 克，猪绞肉 50 克，西蓝花 10 克，胡萝卜 10 克，洋葱 10 克，蛋黄 1 个

做法
1 芋头、胡萝卜、土豆、洋葱洗净，去皮后切丁；西蓝花洗净，切碎；猪绞肉洗净、沥干，切碎。
2 将所有食材与蛋黄一同搅拌均匀成馅料，再将五谷饭包入馅料，整成圆球状，放入电锅内，外锅加 200 毫升水，蒸至熟软即可。

牛肉秋葵炒饭

材料 白米饭 40 克，薄片牛肉 50 克，鲜香菇 20 克，玉米笋 15 克，腰果 2 颗，胡萝卜 20 克，黑芝麻少许，秋葵 15 克，食用油适量

做法
1 胡萝卜洗净，去皮后切小丁；香菇去蒂，洗净后切小丁；玉米笋洗净，切小丁；牛肉洗净，切碎；腰果捣碎；秋葵切碎。
2 锅内放入少许油烧热，加入所有食材拌炒，最后撒上黑芝麻即可。

鲜彩木耳汤面

材料 木耳 30 克，胡萝卜 20 克，莲藕 20 克，豆腐 10 克，葱 20 克，面条 30 克，高汤适量，盐少许

做法
1 木耳洗净，去蒂后切碎；胡萝卜、莲藕洗净，去皮后切碎；豆腐洗净，切小丁；葱洗净，切碎；面条放入滚水中煮熟后，捞起沥干。
2 锅中放入高汤，再加入所有食材，炖煮至熟，加入面条即可。

秋葵豆腐丸子

材料 西红柿 30 克，豆腐 20 克，猪绞肉 30 克，秋葵 20 克，高汤适量，盐少许

做法
1 西红柿洗净，切小块；豆腐洗净，切小丁；猪绞肉放入碗中，加盐调味，均匀搅拌；秋葵洗净，斜切成小块。
2 锅中倒入高汤，放入西红柿、豆腐与秋葵炖煮，再将绞肉捏成圆球状放入锅中，煮熟即可。

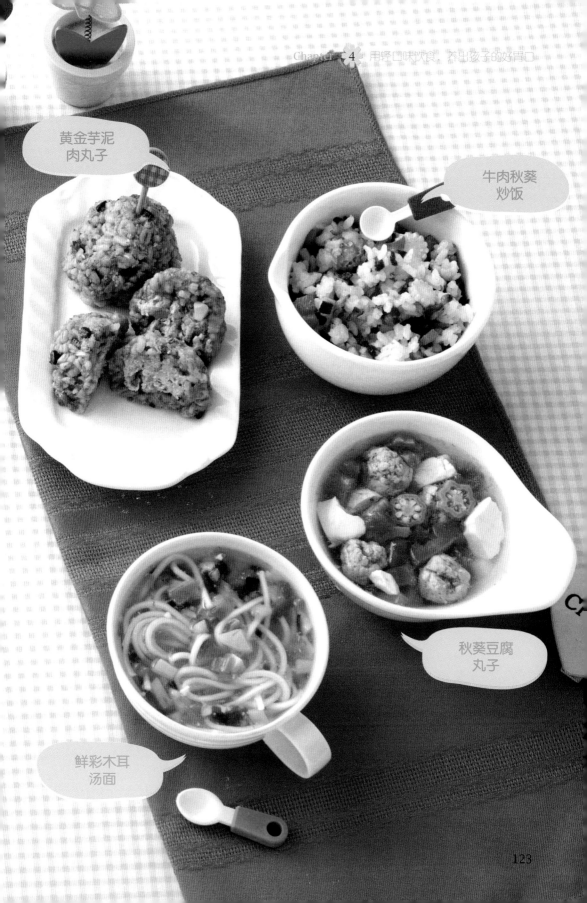

黄金芋泥
肉丸子

牛肉秋葵
炒饭

秋葵豆腐
丸子

鲜彩木耳
汤面

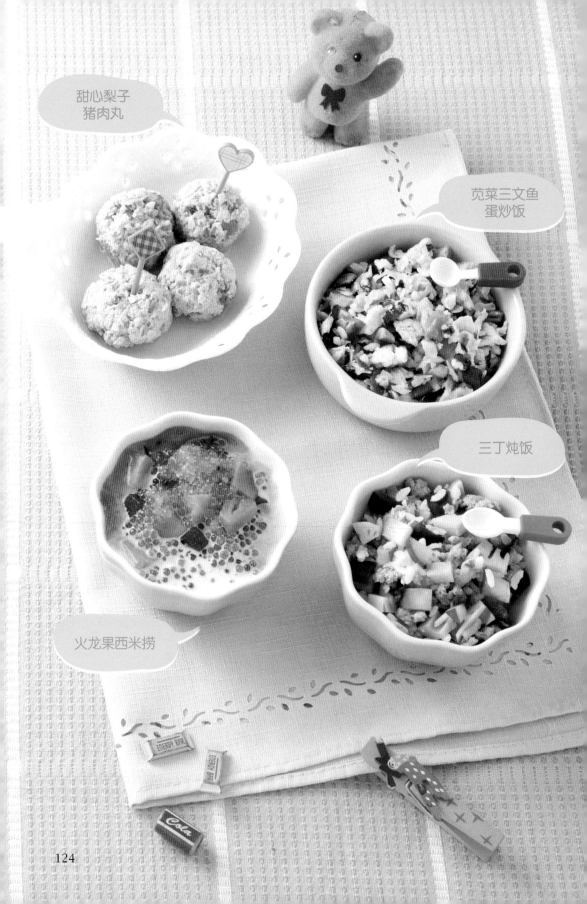

甜心梨子
猪肉丸

苋菜三文鱼
蛋炒饭

三丁炖饭

火龙果西米捞

甜心梨子猪肉丸

材料 水梨 50 克，胡萝卜 50 克，芹菜 20 克，葱 5 克，猪绞肉 100 克，鸡蛋 1 个，盐少许

做法
1 水梨、胡萝卜洗净，去皮后切碎；芹菜、葱洗净，切碎；鸡蛋打散；猪绞肉洗净，切碎。
2 蛋液中加入所有食材均匀搅拌，再放入盐拌匀成肉泥。
3 将肉泥揉成圆球状，放入电锅中，外锅加 200 毫升水，蒸熟即可。

苋菜三文鱼蛋炒饭

材料 白米饭 40 克，苋菜 30 克，蘑菇 20 克，胡萝卜 20 克，三文鱼 10 克，鸡蛋 1 个，姜 1 片，食用油适量

做法
1 三文鱼洗净，和姜片一起放入电锅，蒸至熟软后，取出三文鱼后去皮和刺，捣碎。
2 苋菜、蘑菇洗净、焯烫，沥干后切碎；胡萝卜洗净，去皮后切碎；鸡蛋打散。
3 锅中放入少许油烧热，倒入蛋液快速拌炒成蛋碎后捞出，再放入剩下所有食材拌炒即可。

火龙果西米捞

材料 火龙果 50 克，木瓜 50 克，西米露适量，牛奶适量

做法
1 将西米露煮熟，放凉后加入牛奶中。
2 火龙果和木瓜对半切开，用汤匙挖出果肉，呈小球状，放入西米奶露中搅拌均匀即可。

三丁炖饭

材料 白米饭 40 克，猪绞肉 30 克，莲藕 20 克，小黄瓜 20 克，茄子 20 克，姜末 5 克，高汤适量，食用油适量

做法
1 莲藕洗净，去皮后切小丁，放入滚水中烫熟，沥干备用；小黄瓜、茄子洗净，切小丁；猪绞肉剁碎，加姜末拌匀。
2 锅中放入少许油烧热，加入绞肉拌炒至变色，再加入所有食材与高汤，用中火炖煮至收干即可。

猪肉丝瓜贝壳面

材料 贝壳面30克，丝瓜20克，猪肉50克，洋葱10克，胡萝卜10克，芝士1片，鲜香菇5克，高汤适量，无盐奶油少许，盐少许

做法
1 丝瓜、洋葱、胡萝卜洗净，去皮后切丝；猪肉洗净，用搅拌机打细；香菇洗净，切丁；贝壳面放入滚水中煮熟。
2 锅中放入无盐奶油，融化后加入猪肉、洋葱、胡萝卜拌炒，再放入丝瓜、香菇与贝壳面，加上盐、高汤与芝士，煮至汤汁收干即可。

菠萝宝宝蛋糕

材料 鸡蛋2个，白糖20克，低筋面粉80克，配方奶120毫升，菠萝丁、柠檬汁、香蕉泥、苹果丁各少许

做法
1 鸡蛋与白糖放入容器中，用打蛋器搅打至浓稠，再加入过筛的低筋面粉、配方奶和其他食材，搅拌均匀后，放入碗内。
2 将大碗放入预热至180℃的烤箱中，烤25～30分钟即可。

鲭鱼菇菇炖饭

材料 胚芽饭50克，洋葱25克，鸿喜菇30克，鲜香菇1朵，鲭鱼50克，配方奶80毫升，胡萝卜5克，包菜叶1片，高汤500毫升，盐少许，食用油适量

做法
1 鲭鱼洗净，放入锅中煎熟，放凉后去除鱼刺，压碎；包菜叶洗净，焯烫1分钟后，切碎；洋葱、胡萝卜洗净，去皮后切丁；鸿喜菇、香菇洗净，切碎。
2 起油锅，加入洋葱、胡萝卜、菇类与包菜叶炒熟，再倒入配方奶、鲭鱼与胚芽饭、高汤，拌炒均匀，最后加盐即可。

菠萝蜜肉拌饭

材料 白米饭50克，菠萝3片，西红柿30克，猪绞肉50克，鸡胸肉50克，去籽红枣4颗，鸡蛋1个，洋葱25克，土豆20克，甜椒20克，高汤适量，黑芝麻、盐各少许

做法
1 西红柿洗净，去皮后切碎；菠萝片切碎；猪肉与鸡肉汆烫去血水，切碎；甜椒洗净，去籽后切碎；洋葱、土豆洗净，去皮后切碎；鸡蛋打散；红枣用水泡开，去皮；黑芝麻拍碎。
2 将高汤和所有食材放入电锅中，外锅加400毫升水，蒸熟后加入白米饭拌匀即可。

猪肉丝瓜
贝壳面

菠萝宝宝
蛋糕

菠萝蜜肉
拌饭

鲭鱼菇菇
炖饭

鸡丝蛋炒饭

芝麻叶炖饭

野菇时蔬
炊饭

香蕉燕麦片
饼干

芝麻叶炖饭

材料 白米饭 50 克，无刺虱目鱼肚 50 克，苹果 20 克，芝麻叶 30 克，洋葱 10 克，无盐奶油 5 克，金针菇 10 克，高汤 300 毫升

做法
1 虱目鱼肚洗净；苹果、洋葱洗净，去皮后切小丁；金针菇洗净，去根部后切碎；芝麻叶洗净，焯烫后沥干、切碎。
2 锅中放入无盐奶油、洋葱拌炒，再将虱目鱼肚煎熟，接着放入金针菇与白米饭炒匀，加入高汤用中火炖煮至收汁，起锅前加入芝麻叶与苹果丁即可。

鸡丝蛋炒饭

材料 白米饭 75 克，小黄瓜 50 克，洋葱 20 克，鸡蛋 1 个，甜椒 20 克，鸡胸肉 30 克，黑芝麻 5 克，盐少许，食用油适量

做法
1 小黄瓜洗净，切小丁；鸡蛋打散；洋葱洗净，去皮后切碎；甜椒洗净，去籽后切小丁；鸡胸肉洗净，余烫去血水，切碎。
2 锅中加入少许油烧热，放入蛋液快速拌炒至成形，再加入白米饭、洋葱、鸡肉、甜椒与小黄瓜继续拌炒，最后加入盐和黑芝麻，炒 3 分钟即可。

野菇时蔬炊饭

材料 白米饭 50 克，无刺虱目鱼肚 100 克，胡萝卜 10 克，包菜 30 克，洋葱 20 克，舞菇 20 克，小黄瓜 20 克，盐少许，食用油适量

做法
1 舞菇洗净，切碎；虱目鱼肚洗净；胡萝卜、洋葱洗净，去皮后切丁；小黄瓜洗净，切丁；包菜洗净，切碎。
2 锅中放入少许油烧热，加入洋葱、虱目鱼肚煎至变色，再放入剩下的食材一同拌炒，最后加盐调味即可。

香蕉燕麦片饼干

材料 香蕉 200 克，苹果 50 克，松饼粉 200 克，大燕麦片 100 克，盐 2 克，豆浆 130 毫升，蔓越莓干 30 克，杏仁碎末 50 克，橄榄油 30 毫升

做法
1 香蕉、苹果去皮后磨泥，蒸熟。
2 将松饼粉、大燕麦片、香蕉苹果泥和盐混合拌匀，再倒入豆浆、蔓越莓干、杏仁碎末与橄榄油，揉成面团，用保鲜膜包住后静置 20 分钟。
3 将面团分成数小块压平，刷上橄榄油，放进烤箱以 180℃烤 15 ~ 20 分钟即可。

129

鲷鱼葫芦馄饨汤

材料 鲷鱼 50 克，葫芦 50 克，姜 5 克，蛋白 20 克，葱 30 克，香菜 5 克，馄饨皮适量，盐适量，生粉少许

做法
1 香菜洗净，切碎；姜、葫芦去皮，洗净、切碎；葱洗净，切碎；鲷鱼洗净，切碎，放入葫芦、盐、生粉、姜末、葱末与蛋白搅拌均匀成馅料。
2 将馄饨皮包入馅料，放入滚水中煮熟，最后放入香菜提味即可。

双果果冻

材料 火龙果 100 克，芒果 100 克，洋菜粉 5 克

做法
1 火龙果与芒果洗净，去皮后切块，再放入搅拌机中打成泥。
2 锅中放入 350 毫升水与洋菜粉，加热搅拌至洋菜粉完全溶解，再放入果泥搅拌均匀。
3 待凉后倒入容器中，放入冰箱冷藏至凝固即可。

四四如意炒面

材料 木耳 15 克，芦笋 20 克，胡萝卜 10 克，猪肉 20 克，面条 30 克，白芝麻、盐、食用油各少许

做法
1 木耳、芦笋、胡萝卜洗净，切碎；猪肉洗净，放入滚水中余烫去血水，捞起后切细丝；面条煮熟后捞起；白芝麻捣碎。
2 锅中放少许油烧热，再放入木耳、芦笋、胡萝卜、肉丝与面条一同拌炒，最后加盐调味、撒上白芝麻粉即可。

腰果牛肉蛋炒饭

材料 白米饭 40 克，甜椒 40 克，腰果 3 颗，鸡蛋 1 个，西蓝花 15 克，牛肉 30 克，洋葱 10 克，蒜头、盐、食用油各少许

做法
1 甜椒洗净，去籽后切丁；腰果拍碎；西蓝花洗净，烫熟后切碎；洋葱、蒜头洗净，去皮后切碎；牛肉洗净，余烫去血水，切碎；鸡蛋打散。
2 锅中注油烧热，倒入蛋液快速炒熟，再放入蒜末与洋葱炒香，接着放入剩下的食材拌炒，加盐调味即可。

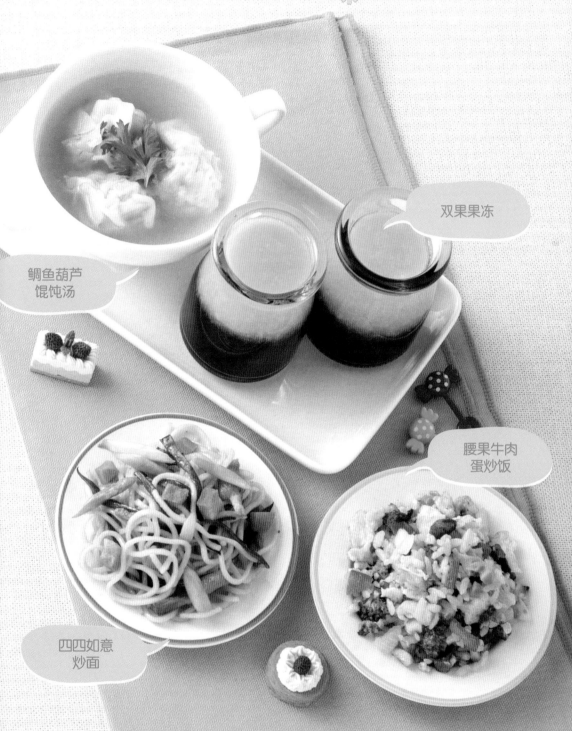

双果果冻

鲷鱼葫芦
馄饨汤

腰果牛肉
蛋炒饭

四四如意
炒面

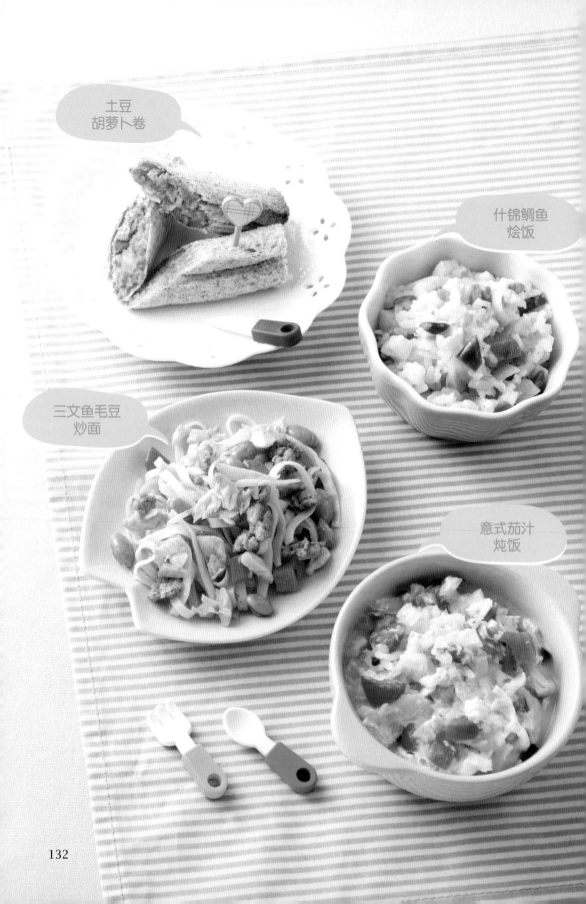

土豆
胡萝卜卷

什锦鲷鱼
烩饭

三文鱼毛豆
炒面

意式茄汁
炖饭

土豆胡萝卜卷

材料 去边全麦吐司 1 片，土豆 30 克，胡萝卜 20 克，猪绞肉 15 克

做法

1 土豆、胡萝卜洗净，去皮后切块；猪绞肉洗净，和土豆、胡萝卜一同蒸至熟软后，打成泥。

2 用吐司包入打成泥的馅料，卷起来，再将卷好的吐司放入烤箱内，以 180℃烤 3 分钟，切小段即可。

什锦鲷鱼烩饭

材料 白米饭 30 克，洋葱 10 克，青椒 30 克，玉米 20 克，胡萝卜 20 克，鲷鱼片 30 克，高汤少许，食用油适量

做法

1 青椒洗净，去籽后切碎；玉米洗净，用刀背压碎；胡萝卜、洋葱洗净，去皮后切碎；鲷鱼片洗净，烫熟后压成泥。

2 锅中注油烧热，加入洋葱炒至金黄色，再放入青椒、玉米、胡萝卜与白米饭拌炒均匀，最后放入高汤、鲷鱼泥煮至收汁即可。

三文鱼毛豆炒面

材料 面条 20 克，肉丝 40 克，三文鱼 50 克，毛豆 20 克，胡萝卜 20 克，蒜末 15 克，姜 1 片，高汤 200 毫升，食用油适量

做法

1 毛豆、胡萝卜洗净后切碎，三文鱼洗净，与姜片一同放入电锅蒸至熟软，再去除皮和刺，捣碎；面条煮熟备用。

2 锅中放油烧热，爆香蒜末，放入肉丝炒至变色，再将胡萝卜、毛豆、三文鱼、面条与高汤一同放入锅内，炖煮 8 ~ 10 分钟即可。

意式茄汁炖饭

材料 白米饭 50 克，蘑菇 20 克，洋葱 30 克，鸡胸肉 50 克，西红柿 50 克，牛奶（或配方奶）100 毫升，蒜末、芝士、奶油各少许

做法

1 蘑菇、洋葱、西红柿、鸡胸肉洗净，切碎备用。

2 锅中放入奶油，用小火融化后，加入洋葱、蒜末拌炒至变金黄色后，再放入鸡肉、西红柿、蘑菇、白米饭与牛奶一同炖煮，最后放入芝士搅拌均匀即可。

苍蝇头炒饭

材料
白米饭 50 克，韭菜 50 克，胡萝卜 20 克，猪绞肉 50 克，高汤 50 毫升，食用油适量

做法
1 韭菜洗净，切碎；胡萝卜洗净，去皮后切碎；猪绞肉放入滚水中氽烫至熟。
2 锅内放油烧热，加入胡萝卜、猪绞肉炒至变色，再放入白米饭、高汤一同拌炒，最后放入韭菜炒熟即可。

芥蓝牛肉香菇饭

材料
白米饭 50 克，香菇 10 克，牛肉薄片 30 克，芥蓝菜 30 克，高汤 100 毫升

做法
1 香菇洗净，切碎；牛肉切碎，放入滚水中氽烫至熟，捞起；芥蓝菜洗净，切碎。
2 锅内放入高汤、白米饭以及其他所有食材，一同炖煮 8～10 分钟即可。

爆浆鸡肉菜饺

材料
韭菜 50 克，包菜 50 克，鸡胸肉 100 克，水饺皮适量，盐少许

做法
1 韭菜、包菜洗净，切细碎备用；鸡胸肉洗净，切碎。
2 鸡肉中放入韭菜、包菜和盐均匀搅拌，再放入搅拌机中搅打成馅料。
3 将饺子皮包入馅料，放入滚水中煮熟即可。

丁香鱼洋葱蛋饼

材料
丁香鱼 20 克，洋葱 20 克，鸡蛋 1 个，高筋面粉 15 克，生粉 5 克，食用油适量

做法
1 丁香鱼泡水去盐分，洗净；洋葱洗净，去皮后切丁；鸡蛋打散；高筋面粉过筛。
2 将高筋面粉与生粉倒入容器内，加入蛋液搅拌均匀，慢慢倒入适量水搅拌成稠状，再放入丁香鱼与洋葱拌匀成面糊。
3 锅内放油烧热，倒入面糊，用小火煎熟即可。

苍蝇头炒饭

芥蓝牛肉
香菇饭

爆浆鸡肉
菜饺

丁香鱼洋
葱蛋饼

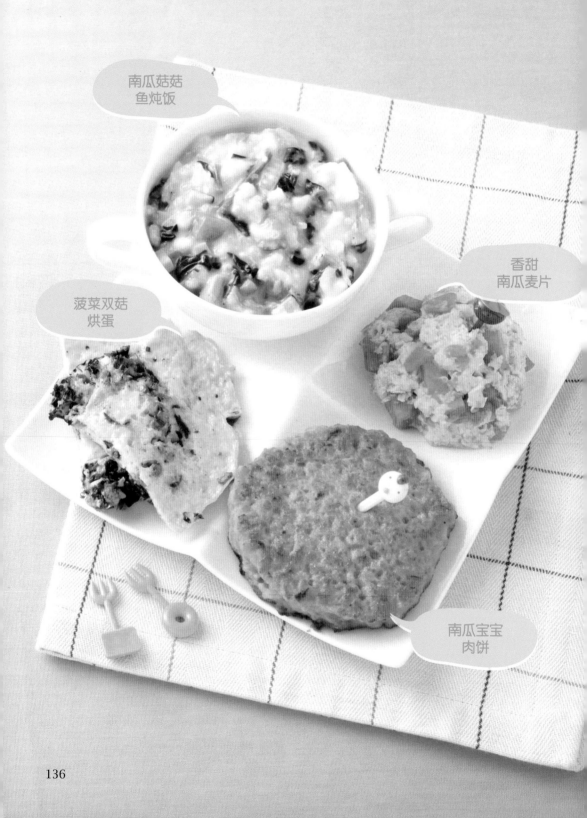

南瓜菇菇
鱼炖饭

香甜
南瓜麦片

菠菜双菇
烘蛋

南瓜宝宝
肉饼

南瓜菇菇鱼炖饭

材料 白米饭 30 克，南瓜 20 克，洋葱 10 克，胡萝卜 10 克，香菇 2 朵，菠菜 15 克，丁香鱼 15 克，柴鱼高汤 100 毫升，芝士、橄榄油各少许

做法
1 南瓜、胡萝卜、洋葱洗净，去皮后切丁；香菇、菠菜洗净，切碎；丁香鱼泡水，洗净后切碎。
2 起油锅，加入处理好的食材拌炒，再倒入高汤，用中小火炖煮 10 分钟后，再放入菠菜、芝士，煮至汤汁收干即可。

香甜南瓜麦片

材料 南瓜 40 克，麦片 10 克

做法
1 南瓜洗净，去皮、去籽，切小块，放入电锅内蒸至熟软。
2 将麦片与适量水一同放入锅内煮滚，再加入蒸好的南瓜，一起炖煮至软烂即可。

菠菜双菇烘蛋

材料 鸡蛋 1 个，蘑菇 10 克，香菇 10 克，葱花 30 克，菠菜 10 克，食用油适量

做法
1 蘑菇、香菇、葱洗净，切碎；菠菜洗净，放入滚水中焯烫 1 分钟，捞起沥干后切碎；鸡蛋打散。
2 热油锅，放入葱花拌炒至香气出来后，再放入蘑菇、香菇与菠菜继续拌炒，接着加入蛋液，煎熟即可。

南瓜宝宝肉饼

材料 南瓜 125 克，瘦猪肉 50 克，蛋黄 1 个，生粉 5 克，橄榄油、白芝麻各少许

做法
1 瘦猪肉洗净，剁碎成泥；南瓜洗净，去皮和籽，蒸至熟软后捣成泥。
2 将肉泥、蛋黄、生粉与南瓜泥搅拌均匀，揉成圆饼状。
3 锅内倒入橄榄油，放入圆饼，用小火煎至熟透，最后撒上白芝麻即可。

18 ~ 24 个月幼儿
不能吃的禁忌食物

幼儿在这个时期的饮食禁忌没有像之前那么严格了，可以尝试的食物变多，但还是要注意别让幼儿吃太多加工食品，或是过油、过咸、过甜的食物，以免增加幼儿肾脏的负担。

忌 人参

人参中含有人参素、人参苷，服用后容易出现兴奋、烦躁、睡眠不安等症状，还会影响大脑发育。

忌 鹿茸

鹿茸具有兴奋神经系统的作用，婴幼儿如果服用过多，很容易出现极度兴奋、烦躁失眠，甚至精神错乱的症状。

忌 蜜饯

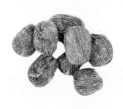

蜜饯类食品在腌制前就会添加防腐剂、色素等，这些物质大都是人工合成的化学物质，对婴幼儿的身体有所损害。

忌 膨化食品

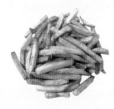

很多膨化食品中都添加有大量的人工色素，这些色素会对婴幼儿的生长发育造成危害。

美味秘诀：
来自翻炒的香气

这个时期幼儿的餐点，可以加入少量的油脂来增添风味，但务必使用好的油脂，像是橄榄油、葡萄籽油、葵花油等。食材用油炒过之后的香气，能让孩子胃口大开。以下介绍适合用油炒过的食材。

 ## 胡萝卜

胡萝卜富含β-胡萝卜素，能益肝明目，其转变的维生素A有助增强免疫机能，同时也是骨骼正常生长发育的必需物质。

 ## 虾

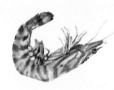

虾的营养丰富，且其肉质松软，易消化，能增强体力，还能增强免疫力；虾中含有丰富的镁，能保护心血管系统。

 ## 芦笋

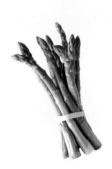

芦笋中含有糖类、维生素A、B族维生素和丰富的矿物质，以钙、铁、磷、钾为主，对婴幼儿的成长发育很有益。

 ## 玉米

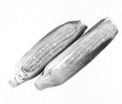

玉米中含有大量的纤维质，可以增加肠蠕动，防止便秘，还可以促进胆固醇的代谢，加速肠内毒素的排出。

炒蔬菜丁

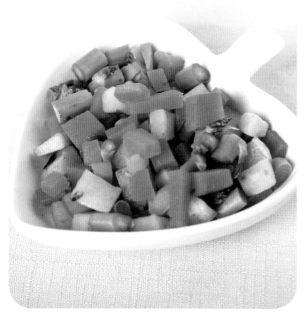

材料

芦笋丁 30 克
胡萝卜丁 30 克
土豆丁 30 克
薄盐酱油少许
食用油少许

做法

1 芦笋丁和胡萝卜丁入滚水中汆烫。

2 土豆丁放入加了少许油的锅中拌炒。

3 炒软的土豆中加入汆烫过的芦笋丁、胡萝卜丁。

4 加薄盐酱油调味，炒匀即可。

小提醒

芦笋不可焯烫太长时间

芦笋可增进食欲、促进宝宝消化道功能，同时拥有高纤维素，能提高身体免疫力，且促进大脑发育的叶酸含量高，有助于宝宝大脑的发育；富含蛋白质、多种维生素和钙、磷等矿物质。但切记芦笋不可煮太久，以免丧失其营养成分。

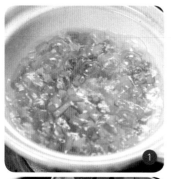
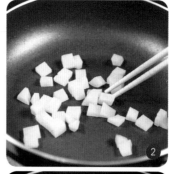
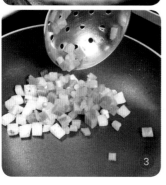
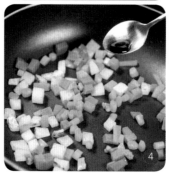

适合
18～24个月幼儿

虾仁炒饭

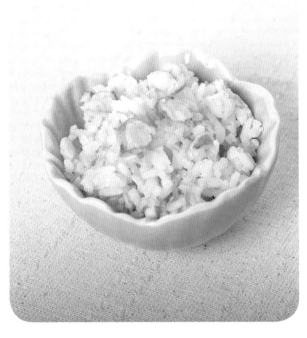

材料

白饭 100 克
白虾 2 只
盐少许
食用油适量

做法

1 白虾放入滚水中氽烫。
2 熟的白虾去壳后，切成小丁。
3 锅中放少许油烧热，再加入白饭拌炒。
4 最后加入虾仁和盐炒匀即可。

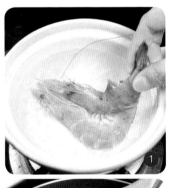

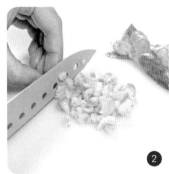

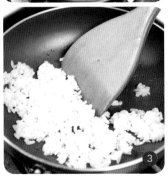

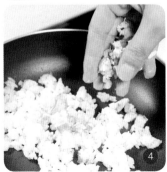

小提醒

海鲜食材
新鲜度最重要

虾含有丰富的蛋白质及脂肪、糖类，维生素A、B₁、B₂、E和矿物质钙、磷、钾、碘、铁等营养成分，可以补充体力、增加孩子的免疫力。但要注意海鲜类的食材一定要新鲜，最好不要购买市面上已经处理好的虾仁，而是要买新鲜的虾，再剥壳处理。

家有小宝贝，
饮食、照护问与答

爸爸妈妈最想知道的宝宝饮食、照护相关问题

- 小宝贝的喝奶时期问与答
- 小宝贝的断奶时期问与答
- 小宝贝的生活照护问与答
- 小宝贝的常见疾病问与答
- 小宝贝的意外事故问与答

照顾宝宝的过程，是辛苦却又甜蜜的，

如果可以多多了解关于宝宝的照护知识，

爸爸、妈妈就可以更得心应手地照顾宝宝。

宝宝生活上的照护问题，

以及饮食方面的小小常识，

再加上疾病的紧急处理与照护知识，

让爸爸、妈妈可以全方面照顾你的小宝贝！

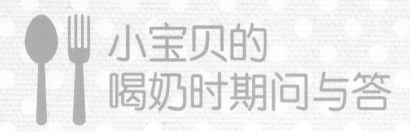

小宝贝的
喝奶时期问与答

Q 喝母乳对宝宝有什么好处?

A 母乳,可以很方便地给宝宝供应营养,特别是母乳中所含的蛋白质,比其他任何蛋白质都易于吸收。母乳中所含的乳糖成分能够促进大脑的发育,使宝宝聪明地成长。此外,乳糖能够促进肠道内双歧杆菌的生长,这种菌能抑制其他有害细菌的繁殖,预防肠病毒。母乳中所含的铁比其他牛奶的更便于宝宝吸收,因此喝母乳可以预防因缺铁而引起的贫血。

Q 喂母乳对妈妈有什么好处?

A 妈妈如果在宝宝出生后1小时之内喂母乳,就可以较早排出胎盘。此外,宝宝吸吮奶汁,能够刺激妈妈激素的分泌,使子宫有效地收缩,止住产后出血。如果采用母乳喂养,那么因为怀孕膨胀20倍左右的子宫可以较快地收缩到怀孕前的状态。母乳喂养时,黄体激素的数值将升高,进而抑制排卵,具有自然避孕的效果。

Q 什么样的哺乳姿势比较舒服?

A 只有哺乳的姿势正确,才能防止乳头出现问题,使妈妈和宝宝都感到舒适。侧坐哺乳时,盘腿坐立,将1~2个枕头放在膝上托住宝宝,然后将宝宝的头部枕到手臂肘的内侧。这时在手臂上放置棉质毛巾,吸收宝宝吃奶时流下的汗水。让宝宝的胸部朝向妈妈的胸部是最好的姿势。将大拇指贴于乳房上侧,其它的手指托住乳房下方。用手轻轻地拨弄宝宝的嘴,待宝宝张开嘴后把宝宝拉到胸侧,将乳头深深地送到宝宝的嘴里。

Q 该如何哺喂母乳?

A 轻松抱起宝宝,一手支撑住宝宝头部,一手托住臀部,轻触宝宝脸颊,做好哺乳的准备。垂直将乳头塞入宝宝口中,把乳头放在宝宝的舌头上方,每隔5分钟换左右乳头,共15~20分钟。食指压住乳晕位置,轻轻拔出乳头;或将小指伸入宝宝口腔内,诱使宝宝张嘴,以免被吸吮力道所伤。

喂母乳不仅能向宝宝传递母爱，还可以供应宝宝大量的营养，是宝宝最理想的食物。但如果真的无法哺喂母乳，给宝宝选择合适的配方奶粉，也是很重要的。

Q 喂宝宝喝多少配方奶才合适呢？

A 通常，每1千克体重可喂160～180毫升的牛奶，但实际喂食的量因人而异。特别是新生儿，由于尚未养成哺乳规律，所以宝宝想吃多少就应当喂多少。通常出生1个月后会养成喂养规律，如果采用混合喂养的妈妈，则要每次记录下宝宝喝奶的量及时间，因为混合喂养时，宝宝喝奶的时间较难抓到其规律性，因此要耐心记录。

Q 配方奶的浓度要如何掌握？

A 配方奶的浓度，会影响宝宝的吞咽情况及奶嘴出奶的流畅与否，平匙是最基本的测量单位。准备40～50℃的温水，先在奶瓶中倒入一半，舀入奶粉之后，再添加另一半的温水。将冲泡好的配方奶滴在手肘内侧，感觉微温即可。尤其是新生儿，配方奶的温度约在38℃。

Q 冲调配方奶要注意些什么？

A 冲调奶粉时，最重要的是妈妈的手必须干净，因此妈妈在冲奶粉前要洗净双手。如果妈妈患有感冒，就必须戴上口罩，防止传染。用奶粉专用汤匙取出适量的奶粉倒入装有水的奶瓶中，盖上盖子后轻轻地摇晃以溶化奶粉，然后再倒入适量的水。当开启或接触奶嘴的盖子时，注意不要用手直接碰触。用于取奶粉的汤匙在使用后不要放入奶粉罐中，而应当清洗后单独保管。冲调奶粉的水最好使用煮沸后的温水。

POINT

如何计算冲调的奶量

不同种类的奶粉冲出的牛奶量也不同。一汤匙奶粉，有些可以冲成20毫升，有些可以冲成30毫升。一汤匙奶粉冲成20毫升或30毫升是指水和奶粉合起来为20毫升或30毫升。

小宝贝的
断奶时期问与答

 Q 断奶初期的辅食该喂些什么?

 A 此时婴儿所需大部分的营养依靠母乳获得,出生后4个月起慢慢地开始断奶。早期喂断奶食物的主要目的是让宝宝熟悉吃其他食物的方法,而不是补充营养,因此,最好由妈妈亲自制作固体食物喂宝宝。断奶食物宜从谷物开始,先给宝宝喂用米磨细后做成的米粥,然后以1周为间隔轮换着喂各类蔬菜、海带汤、鱼汤等。每过一个月,逐渐地增加粥的浓度,6个月以后可以将各类蔬菜、鱼和肉等磨碎后添加到粥里。

Q 断奶初期的辅食该喂多少?

 A 母乳最好每天喂4~5次。如果是奶粉,每天喂4~5次,一次喂150~210毫升。出生后4个月起开始喂断奶食物,4~5个月时每天喂1次,6~7个月时喂2次。刚开始断奶时,给宝宝喂两三汤匙,然后逐渐加量。喂新的食物时,应以1~2周为间隔添加一种新食物,如果宝宝对新食物过敏,应当立即中止。

 Q 断奶中期的辅食该喂些什么?

A 给宝宝喂2~3个月的米粥和蔬菜粥后,从6个月起就可以喂肉粥,将不含油的瘦肉磨碎后加入断奶食物中喂食。鸡肉的肉质柔软且易消化,牛肉也可以,宝宝习惯新口味之后,可以交替着喂食。除了可以开始吃肉类食物之外,这个时期也可以开始让宝宝吃一些小点心,像是蒸布丁、水果冻等,但这些点心最好还是亲手制作,因为外面购买的点心可能会含有不明添加物,宝宝吃了会有害健康。

 Q 断奶中期的辅食该喂多少?

A 牛奶每天可喂3~4次,每次喂180~210毫升。断奶食物一天可喂2次,上午10点和下午3点各一次,随后逐渐在早、午、晚各喂一次。6~9个月左右时,应当让宝宝养成饮食习惯。早、中、晚各喂一次断奶食物,在两餐之间喂2次间食。喂间食时,不要喂牛奶,可以喂水果、蔬菜、乳酪、肉等。

开始断奶，对宝宝而言是体验一个崭新世界的起点。因为从这时起，一直以母乳和奶粉为主食的宝宝，能够品尝从未体验过的食物味道。

Q 断奶后期的辅食该喂些什么?

这个时期，应当增加断奶食物的量，一天喂3次。断奶食物可以作为宝宝所需营养的主要来源，但不能因此而急遽地减少奶粉量，母乳或奶粉仍占有一半的热量。从这时起，如果宝宝没有过敏等反应，就可以均衡地喂谷类、蔬菜、鸡蛋、鱼、肉、水果等类食物。有些妈妈用豆奶代替牛奶，但豆奶在提供蛋白质以及吸收矿物质等方面不能完全取代牛奶。这时的宝宝还不能咀嚼，如果直接喂米饭，只能直接吞咽，如此一来，很容易让宝宝在日后排斥吃饭。

Q 断奶后期的辅食该喂多少?

奶粉每日可喂3次左右，每次喂210~240毫升。如果是母乳喂养，在周岁之前可以直接喂母乳。无论是奶粉还是母乳，每天都要喂3次断奶替代食物。喂替代食物之后再喂奶粉或母乳，如果一天喂4次奶粉，可在睡前多喂一次。每餐断奶食物的量至少要在120毫升以上，并训练宝宝使用杯子喝牛奶。

Q 宝宝哭了一定要抱?

宝宝哭的时候，爸爸妈妈首先要"观察、了解与回应"，即是指我们在宝宝哭的时候，应给予他们良好、正向的回馈，让他们即时感受到安全感与爱，若采取忽略的态度，甚至故意不予理会，长期下来可能会对宝宝的脑部发育产生负面影响。爸爸妈妈要切记先观察宝宝的生理需求反应，再安抚宝宝的情绪，这样能让亲子关系更紧密、更无距离。

POINT

不要太担心宝宝会过敏

很多爸爸妈妈担心宝宝会过敏，许多食材都不让宝宝尝试，但不同食材有不同的营养素，要看情况找出对哪些食材过敏，才不会导致宝宝摄取的营养不均衡，影响成长。

小宝贝的生活照护问与答

Q 该怎么样抱宝宝？

A 新生儿无法挺起脖子，所以不能用一只手抱宝宝。应该侧抱宝宝，用一只手托住宝宝的颈部，以防头部下垂。另一只手从宝宝的双腿之间穿过，托住臀部。抱还不能挺起脖子的宝宝时，要用手托住其背部、颈部和头部，以防颈部后仰。妈妈的肘部要垂直地贴着宝宝的背部。抱宝宝时，不要过于向一侧倾斜，这样宝宝才会感到舒适。以这种姿势抱宝宝时，可以随时观察宝宝的表情，并和宝宝对视。

Q 如何帮宝宝换尿布？

A 男宝宝有时候会在刚刚解开尿布为他换尿布的过程中突然小便。因此，应当用尿布贴着生殖器前侧，慢慢地抽出尿布。擦臀部时，要往肛门方向擦，要擦生殖器后侧和褶皱内侧，还要擦胯部。女宝宝的生殖器和肛门很相近，只有擦净大小便才没有异味，而且也不会发生尿道感染。女宝宝的尿道容易产生细菌感染，因此应当从前侧向后侧擦。

Q 如何帮宝宝洗澡？

A 将脸部专用纱布毛巾沾湿后小心地擦拭宝宝的脸颊。月龄满2个月之前，不宜使用肥皂，否则会刺激到宝宝的眼睛。横抱宝宝，用一只手慢慢润湿宝宝的头，然后直接用毛巾擦干头发。手掌沾水，轻轻地擦拭宝宝的胸口，然后让宝宝俯卧，擦拭其后背。把宝宝平放在铺开的毛巾上，擦掉身上的水。这时要注意擦净婴儿手臂的褶皱处和腋窝部位，然后帮宝宝穿上衣服。

Q 宝宝感冒可以洗澡吗？

A 如果在宝宝出现感冒症状时洗澡，容易使宝宝吐奶或加重感冒症状，这时应当避免洗澡。如果一定要洗澡，最好选择阳光明媚的上午10点到下午2点左右的时间，在给宝宝洗澡之前，要准备好一切必备物品。洗澡水的温度夏季应为38℃，冬季应为40℃，父母将手肘浸入水中时应感到温暖。洗澡后直至穿衣服前，应当预先使房间内的温度保持恒定，不能让宝宝感到寒冷。

刚出生的宝宝，每天都在温暖的房间里度过。因此，只要有几套婴儿背心和婴儿外套就足够了。早晚、哺乳时或在外面呼吸新鲜空气时，可以按照不同季节给宝宝穿上披肩或外套。

宝宝该穿什么样的衣服?

 宝宝缺乏体温调节能力，因此，应当根据周围环境的温度状况为宝宝选择衣服，衣服的材料应选择纯棉或纯毛等柔软的质料。冬天适合穿保暖效果好的衣服，夏天适合穿吸汗性强的棉质衣服，款式宜选择方便穿脱的前开式设计，可以按照不同季节给宝宝穿上披肩或外套。外出时，必须给宝宝穿袜子、戴帽子。

如何帮宝宝穿脱T恤?

 先用两只手将领口撑大，轻轻抬起宝宝头部，避免摩擦到鼻子和耳朵，再将头套进T恤中。将一只手伸入袖口内等着，另一只手则辅佐宝宝手臂伸入袖内，待接住宝宝手腕，再往袖口方向穿出。调整衣服领口和褶皱。如果衣服的领口不够大，可将T恤下部卷起，穿脱时会更方便、不卡手。

如何帮宝宝穿开襟衣物?

 帮宝宝穿开襟衣物的时候，要先穿好袖子。将衣服摊平于床上，妈咪一手抓住袖子末端，一手抓住宝宝肘部，塞入袖内时，避免折到宝宝手指。上衣要由上往下扣，如果是按扣式，妈咪手指要伸进衣内、垫在扣子下方，以免压迫宝宝腹部。穿连身兔装时，要注意腋下的扣子是否扣齐；裤扣则应由下往上扣起，避免扣错再重扣的情况。

POINT

适时帮宝宝更换衣物

宝宝7个月之后，活动量大增，容易流汗，因此一定要选择吸汗性强、便于穿脱的衣服。这时适合给宝宝穿上衣和下装分开的衣服，可以分别换穿，宝宝才不容易感冒。

小宝贝的
常见疾病问与答

Q 宝宝罹患新生儿黄疸怎么办?

A 母乳喂养的宝宝如果罹患黄疸，症状有时会持续10天以上，这时应当在接下来的1~2天里中止哺乳，观察黄疸是否由母乳引起。如果停止喂奶后，黄疸痊愈，就表示是"母乳黄疸"。新生儿罹患黄疸后，并不是都能够自行痊愈。如果黄疸是在出生后24小时之内出现，或持续10天以上，黄疸数值超过14毫克/分升，则有可能是疾病性黄疸。这时需要带宝宝到小儿科检查，确认原因和程度，并立即采取救治措施。

Q 宝宝罹患鹅口疮怎么办?

A 到小儿科检查后，一旦确诊为由霉菌引起的鹅口疮，就应该按照医生的指示在宝宝的口腔中涂抹制霉菌素（Mycostatin）或龙胆紫等治疗药物。在家中给宝宝洗澡时，要用柔软的纱布浸水后擦拭口腔。平常还要严格地将奶瓶和奶嘴进行消毒，妈妈要时时刻刻保持双手的清洁。

Q 宝宝罹患中耳炎怎么办?

A 罹患急性中耳炎时，应当立即到医院接受治疗。医生通常会使用适当的抗生素、消炎剂、抗组织氨剂等进行治疗。治疗需要2周以上的时间，其间即使是高烧退去，疼痛消失，也不能立即停止，否则最终将发展为慢性中耳炎，严重时还会损伤听力。中耳炎复发的几率较高，罹患感冒时，必须接受医生的诊断。

Q 宝宝罹患异位性皮肤炎怎么办?

A 治疗异位性皮肤炎最基本的方法就是保持皮肤的清洁。皮肤上的杂质越多，瘙痒越厉害，因此流汗时要及时用湿毛巾擦净，或给宝宝简单地淋浴。可以用温水帮宝宝洗澡，最好在10分钟之内结束，建议使用异位性皮肤炎专用洗涤剂，不能用澡巾来刺激宝宝的皮肤。沐浴后，在水分挥发之前，要充分涂抹保湿霜。

月龄满 6 个月后，宝宝的免疫力下降，这时大部分的宝宝都会罹患一些疾病，于是经常出入小儿科。即使是常见的疾病，如果出现异常症状，也最好去医院接受检查。

宝宝罹患流行性结膜炎怎么办？

A 发热严重时，应先用解热剂降温，使宝宝充分地休息、平静。然后必须到眼科就医，医院通常会利用抗生素进行治疗，通常需要治疗2周以上。流行性结膜炎传染性极强，不只会经由直接接触传染，还可能通过间接接触传染。这种病菌是从手传染到眼睛，因此患者周围的人绝对不能用手触碰眼睛。

宝宝罹患肠炎怎么办？

A 肠炎因为伴随着发热，容易使妈妈误认为是单纯的感冒。发热严重时，应当先用退热剂降温。如果宝宝吐出退热剂，可以尝试使用栓剂。使用栓剂和服用口服药一样，都要掌握恰当的量。如果用药后发热症状依然严重，可以用30℃左右的温水擦拭全身。呕吐和腹泻严重时，容易引起脱水，因此应当经常喂电解质溶液。另外，需按医生的指示，小心地喂宝宝母乳或米粥、运动饮料、大麦茶、利于治疗肠炎的特殊奶粉等食物，以补充营养。

为什么宝宝要预防接种？

A 宝宝满周岁之前，一定要认真地做好预防接种工作，否则一旦罹患疾病，就有可能留下严重的后遗症或发展为致命的疾病。预防接种是指向宝宝体内注入抗原以预先形成抗体，能增强宝宝对渗透到体内病原体的抵抗能力。进行预防接种后，免疫力会有一定程度的增强。需要追加接种时，一旦超过时限，预防效果就会大打折扣。

POINT

接种前的小常识

预防接种的前一天要给宝宝洗澡，接种时间最好选择在上午，这样一来，一旦接种过程中出现异常，就可以及时接受治疗。如果发现宝宝发热或咳嗽，就要将接种时间延后。

小宝贝的意外事故问与答

Q 宝宝手指甲脱落怎么办?

A 宝宝的手指甲和脚趾甲,因为是在出生前最后几周才发育完成,又薄、又尖、又软,所以很容易因为小的碰撞或勾到衣物就出现断裂、脱落的情况。当伤口出血时,要用经过消毒的纱布紧紧地按压止血,再对指甲脱落的部位进行消毒,然后紧紧地按压翘起的指甲,用创可贴缠住,只要止住流血,脱落的指甲会在3～4天之内重新黏合。如果指甲掉了一半以上,要立即去医院。

Q 宝宝手指被门缝夹伤怎么办?

A 手指被夹伤后,要用流动的水冲洗患处。如果伤势不是太严重,只要患处温度降低后,就会好转。但是,如果患处越来越肿,或活动患处时伴随有剧烈的疼痛,就应当用铅笔或筷子等物品固定住手指,以避免手指活动,然后立即去医院。如果婴儿的手指太小,无法使用夹板,也可以用冷湿布紧紧地缠住。

Q 宝宝瘀青了怎么办?

A 宝宝摔倒后,有时手臂和腿上会出现瘀血青肿,这个时候要抬高患部,用水或硼酸水降低患部的温度。当患部红肿或疼痛严重时,用冷毛巾或冰袋等冷敷,肿胀消退后,可以停止冷敷,观察状态。如果肿胀消退,留下了青肿痕迹,需要再观察2～3天。但是,如果宝宝的伤口凹陷,或触摸时感到非常疼痛,就应到医院进行诊断。

Q 宝宝皮肤出现裂伤怎么办?

A 出现裂伤时,伤口部位会流血、流脓,如果对伤口置之不理,几日后会溃烂流脓。这不仅会增加日后治疗的难度,而且治愈后也会留下疤痕。所以,即使是很小的裂伤,如果出现在脸部,或伤口长度在7毫米以上,就应去医院治疗。当出现裂伤时请遵循"冲、擦、敷、看"四步骤,先以生理食盐水或干净的水冲洗伤口;然后用纱布或消毒棉花以"沾点"方式擦拭;敷上消炎药膏或人工皮亲水敷料;逐日观察伤口愈合状况。

当宝宝成长到可以自己活动的时候，妈妈一定要时时刻刻关注宝宝的举动。因为，一转眼的时间，就有可能发生意外。下面就让我们了解能够有效地应对突发安全事故的方法。

 宝宝流鼻血怎么办？

 跌倒摔伤或受伤撞击时可能会流鼻血，宝宝因摔倒而流鼻血时不必惊慌，只要止住鼻血，就没有太大的问题。流鼻血时可以让宝宝坐立，然后用手捏住流血鼻子片刻。止住血后，将面纸或脱脂棉花剪成细长条状，堵住鼻孔。如果经过5分钟，鼻血仍未止住，就让婴儿仰卧，然后用浸湿的毛巾擦额头到鼻子之间的部分，降温后让宝宝静静地躺30分钟左右。

Q 宝宝碰伤牙齿或口腔怎么办？

 长牙期的宝宝，情绪本来就会变得比较容易哭闹，如果再不小心因为跌倒而碰伤牙齿及口腔，痛感会更强烈，安抚起来也更需要花点心力。摔倒时如果牙床或嘴唇被撕裂，应当用经过消毒处理的纱布止血后去医院治疗。口中进入泥土或沙子时，应当将消毒棉浸入水中，然后把杂质擦净，并用水给宝宝漱口。对于口中的伤口，应让宝宝咬住纱布，或大人为其按压流血的部位止血。

Q 宝宝触电了怎么办？

A 因触电导致休克时，应呼叫救护车，并立即帮宝宝心脏按摩。当出现皮肤变黑、溃烂等火烧痕迹时，要利用冰袋等降低伤口温度以后，用纱布缠裹，防止宝宝用手抓抠，然后立即去医院，触电造成的火伤通常深及皮肤里层，多数会留下疤痕。如果宝宝只是大声哭嚷或没有火烧痕迹，就不必过分担心，只要仔细检查宝宝是否有其他异样即可。

POINT

宝宝撞到头部要注意

宝宝的头骨还很软，一旦向后滑倒、撞伤头部时，猛烈的撞击力道很可能引发脑震荡。应先利用纱布止住受伤部位的血，然后涂上消毒液。

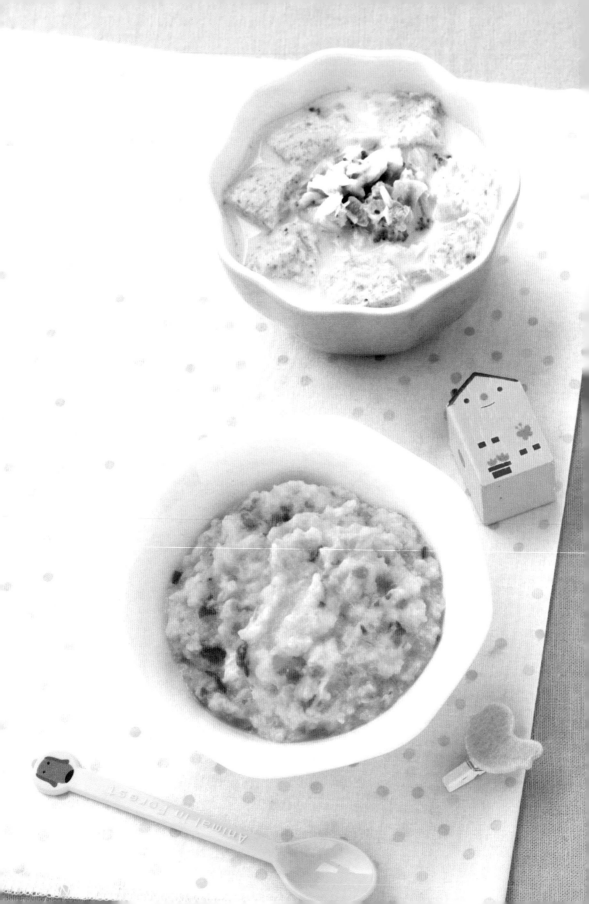